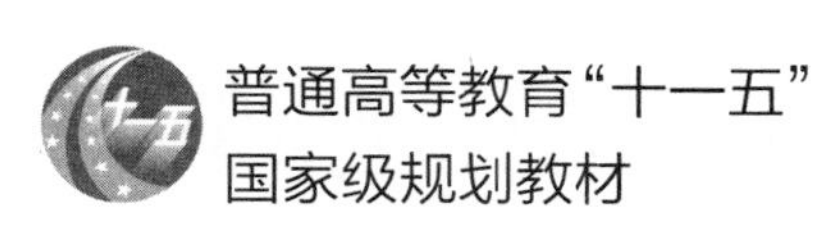

新 形 态 教 材

人体组织学与解剖学实验

（第6版）

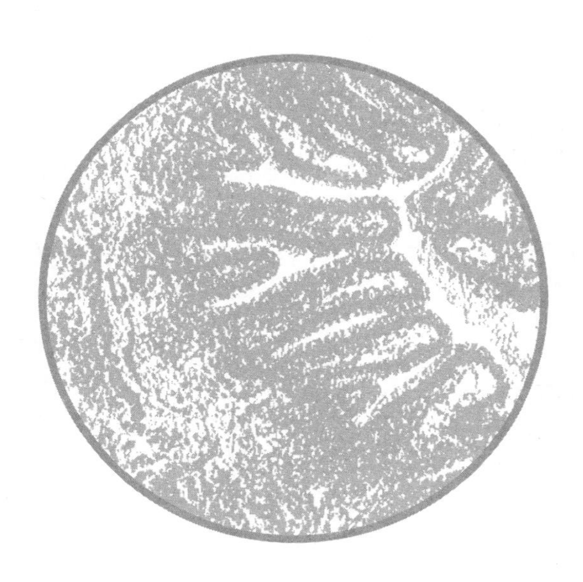

主编　胡成钰　郭炳冉　常彦忠

名誉主编　辜　清　段相林

编委（按姓氏笔画排序）

于　鹏　王尚洪　王　哲
王滨花　尤琳浩　曲晨菲
刘成锁　李元梦　吴　娣
张建华　林　刚　胡成钰
段相林　徐金会　高国粉
郭炳冉　曹鹏秀　常彦忠
辜　清　谭　克　樊玉梅

中国教育出版传媒集团
高等教育出版社 · 北京

内容提要

本书是与《人体组织学与解剖学》配套的实验教材，内容包括基本组织和各器官系统的大体解剖及显微结构观察、体视学参数测算、神经联系追踪、脑的立体定向、断层解剖、胚胎发育等27个实验，基础与前沿并重，理论与实践兼顾。新版修订进一步优化了实验内容体系，增强了教材的教学适用性。配套数字课程内容丰富、实用性强，包括相关的实验技术操作技巧拓展学习内容、各实验对应的教学课件、组织切片彩图、参考文献等。

本书可作为高等学校生物、医学相关专业实验教材，也可供相关人员阅读参考。

图书在版编目（CIP）数据

人体组织学与解剖学实验 / 胡成钰，郭炳冉，常彦忠主编 . --6 版 . -- 北京：高等教育出版社，2024.3

ISBN 978-7-04-058536-0

Ⅰ. ①人… Ⅱ. ①胡… ②郭… ③常… Ⅲ. ①人体组织学 - 实验 - 高等学校 - 教材②人体解剖学 - 实验 - 高等学校 - 教材 Ⅳ. ① R32-33

中国版本图书馆 CIP 数据核字（2022）第 061555 号

RENTI ZUZHIXUE YU JIEPOUXUE SHIYAN

策划编辑 吴雪梅 靳 然　　责任编辑 靳 然　　封面设计 王 琰　　责任印制 耿 轩

出版发行	高等教育出版社	网　　址	http://www.hep.edu.cn
社　　址	北京市西城区德外大街4号		http://www.hep.com.cn
邮政编码	100120	网上订购	http://www.hepmall.com.cn
印　　刷	山东临沂新华印刷物流集团有限责任公司		http://www.hepmall.com
开　　本	787mm×1092mm　1/16		http://www.hepmall.cn
印　　张	8.75	版　　次	1981 年 10 月第 1 版
字　　数	250 千字		2024 年 3 月第 6 版
购书热线	010-58581118	印　　次	2024 年 3 月第 1 次印刷
咨询电话	400-810-0598	定　　价	26.00元

本书如有缺页、倒页、脱页等质量问题，请到所购图书销售部门联系调换

物 料 号　58536-00

新形态教材·数字课程（基础版）

人体组织学与解剖学实验

（第6版）

主编 胡成钰 郭炳冉 常彦忠

登录方法：

1. 电脑访问 http://abooks.hep.com.cn/58536，或微信扫描下方二维码，打开新形态教材小程序。
2. 注册并登录，进入“个人中心”。
3. 刮开封底数字课程账号涂层，手动输入20位密码或通过小程序扫描二维码，完成防伪码绑定。
4. 绑定成功后，即可开始本数字课程的学习。

绑定后一年为数字课程使用有效期。如有使用问题，请点击页面下方的“答疑”按钮。

关于我们 | 联系我们 登录/注册

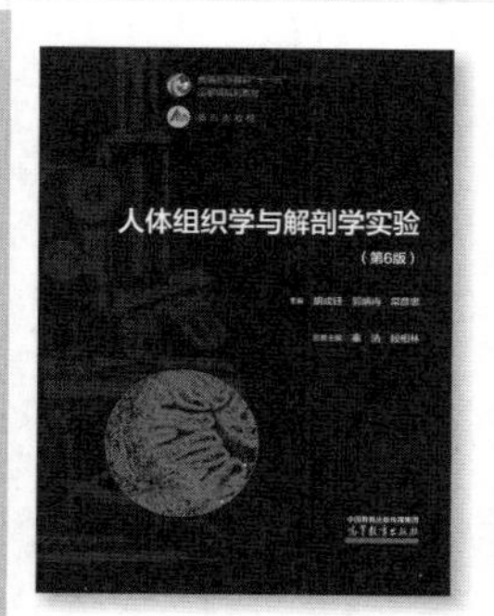

人体组织学与解剖学实验（第6版）

胡成钰 郭炳冉 常彦忠

开始学习 收藏

本教材数字课程围绕纸质教材知识体系配套设计，是教材的扩展和补充。数字课程主要资源包括实验技术操作技巧拓展学习、各实验对应的教学课件、组织切片彩图、参考文献等，内容丰富，可供教师教学和学生自学参考。

http://abooks.hep.com.cn/58536

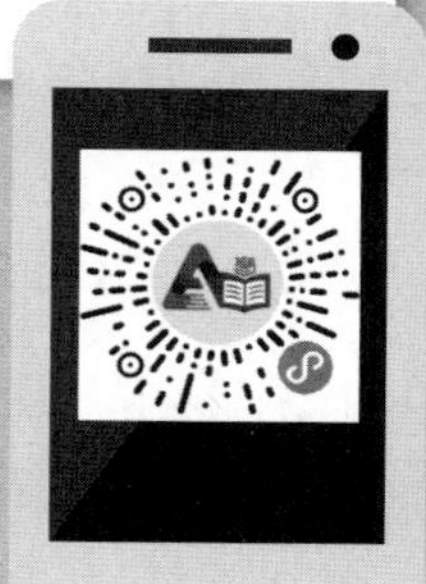

第 6 版前言

《人体组织学与解剖学实验》是与《人体组织学与解剖学》配套的实验用教材。

此次再版，在实验内容的安排上基本保留了第 5 版教材的框架，针对近几年教材使用的反馈意见和学科进展，对部分实验内容进行了修订和改编，并进一步优化和补充了数字课程资源，主要包括与书中各实验内容相对应的组织切片显微结构彩图和介绍相关实验技术与操作技巧的拓展学习内容等，新增“数字减影血管造影术”“人体组织学与解剖学的数字绘图”等内容，可供教师教学和学生自学参考。

本教材的修订和编写分工如下：实验一至实验三、实验八、实验二十四由南昌大学吴娣、王尚洪修订；实验四由河北师范大学尤琳浩、于鹏、高国粉修订；实验五由河北师范大学谭克、常彦忠修订；实验六由河北师范大学樊玉梅、常彦忠修订；实验七由河北师范大学于鹏、常彦忠修订；实验九、实验十由曲阜师范大学 / 青岛滨海学院郭炳冉修订；实验十一、实验十六由曲阜师范大学徐金会修订；实验十二、实验二十二、实验二十三、实验二十五及附录六、附录九、附录十由南昌大学王尚洪、胡成钰修订；实验十三、实验十四、实验十九至实验二十一及附录一、附录二、附录十二、附录十三由南昌大学林刚、胡成钰修订；实验十五由河北师范大学曹鹏秀、张建华修订；实验十七由青岛滨海学院李元梦修订；实验十八由高国粉、于鹏修订；实验二十六及附录十四、附录十五由南昌大学王滨花、王尚洪修订；实验二十七由青岛滨海学院曲晨菲修订；附录三、附录四、附录五由曲阜师范大学徐金会、王哲修订；附录七由王哲修订；附录八由郭炳冉、李元梦修订；附录十一由郭炳冉、曲晨菲修订；附录十六、附录十七由河北师范大学刘成锁、于鹏、常彦忠修订；全书由胡成钰、王尚洪统稿。

前 5 版的编写和出版工作为教材奠定了较好的基础，此次修订过程中又得到高等教育出版社吴雪梅编审、靳然编辑的热情帮助和各编者所在单位的大力支持，在此表示诚挚谢意！

受编者水平所限，书中难免有不足之处，恳请读者批评指正。

编　者

2022 年 10 月

目　录

实验技术操作技巧拓展学习

实验一

石蜡切片法制作玻片标本

【目的和内容】

本实验介绍石蜡切片的制作和苏木精－伊红染色（hematoxylin-eosin staining，简称 HE 染色），以使读者了解与掌握石蜡切片制作的基本原理和一般方法。

进行组织学研究，必须要把活的组织或器官制作成显微玻片标本，以便在显微镜下进行观察。显微玻片标本的制作方法有很多，基本要求是尽量维持显微结构的真实原貌，应用不同的染色方法，使内部结构清晰易见。

石蜡切片法是最常用的一种显微玻片标本制作方法。其制作过程包括以下步骤：取材、固定、冲洗、脱水、透明、浸蜡、包埋、切片、贴片、烤片、脱蜡、复水、染色、脱水、透明和封固等。

【材料和用具】

新鲜脏器标本。

乙醇、固定剂、蛋白甘油、染色液、盐酸乙醇、二甲苯、切片用石蜡、中性树胶、氨水（或饱和碳酸锂溶液）、蒸馏水。

解剖器①、单面刀片、切片刀、切片机、载玻片、盖玻片、标本瓶、烧杯、量筒、漏斗、玻棒、镊子、染色缸、酒精灯、毛笔、绘图纸、滤纸、标签纸、蜡杯、恒温箱、展片台（或烫板）、小木块、蜡带盒、烤片盒、切片托盘、显微镜。

【操作】

一、试剂的配制

（一）70% 乙醇、80% 乙醇、90% 乙醇

95% 以下的各浓度乙醇是用 95% 乙醇加蒸馏水稀释而成的。简单的稀释方法为：所需稀释的浓度是多少，就量取多少毫升的 95% 乙醇，再加蒸馏水至 95 mL 即可。例如，配制 70% 乙醇，就量取 70 mL 95% 乙醇，然后加入蒸馏水至 95 mL。

① 本书所用解剖器包括：解剖刀、解剖剪、解剖镊、解剖针。

（二）固定剂

常用的固定剂有4%甲醛溶液、Bouin液和Zenker液等。Bouin液在组织学制片技术方面应用甚广，其配方如下：

苦味酸饱和水溶液	75 mL
4%甲醛溶液	25 mL
无水乙酸	5 mL

（三）蛋白甘油

蛋白甘油是粘贴蜡片用的粘片剂。配法如下：取一新鲜鸡蛋的蛋清，充分搅拌至形成雪花状泡沫，然后用100目尼龙纱网滤去泡沫，加入等体积甘油，搅拌均匀，再加入一小粒麝香草酚防腐。

（四）染色液

以HE染色为例，需配制苏木精染液和伊红染液。

1. 苏木精染液　苏木精是一种碱性染料，可将细胞核内的染色质染成蓝紫色。配方有多种，现介绍Harris苏木精染液的配制方法。

甲液：苏木精	0.5 g
95%乙醇	5 mL
乙液：硫酸铝钾（或硫酸铝铵）	10 g
蒸馏水	100 mL
氧化汞	0.25 g
无水乙酸	几滴

先配制甲液。然后，将硫酸铝钾加入蒸馏水中，加热使其溶解，并将之与甲液混合煮沸，离开火焰后缓缓加入氧化汞。待冷却后过滤，加入几滴无水乙酸即成。

2. 伊红染液　伊红是一种酸性染料，可将多种细胞的细胞质染成粉红色或红色。将0.5 g伊红溶于100 mL 95%乙醇中即配成伊红染液。

（五）盐酸乙醇

盐酸乙醇用于分色。配制方法是在100 mL 70%乙醇中加入1 mL盐酸。

二、取材和固定

固定的目的在于保持组织内细胞原有的结构和形态，使其与生活时相似，因此要求所取的材料越新鲜越好。

用锐利的单面刀片切取小块组织，组织块的大小以厚度不超过5 mm为宜，然后将取下的组织块迅速投入Bouin液中。固定时间视组织块的大小而定，为数小时至一天。

三、冲洗

固定剂留在组织中会有碍染色。固定后的材料，根据所使用固定剂的不同，可分别用水或乙醇冲洗，以洗去固定剂。

用Bouin液固定的材料，可直接移入70%乙醇中，多换几次乙醇溶液进行冲洗，直至材料无黄色为止。也可在乙醇溶液中加入几滴氨水或饱和碳酸锂溶液，以迅速洗去黄色。

冲洗后的材料若暂时不制片，可保存在70%乙醇中。

四、脱水

柔软的组织不易切成薄片，故必须增加组织的硬度。石蜡切片法就是使石蜡渗入组织，以达到增硬的作用。水与石蜡不相溶，因此在浸蜡、包埋前须将组织中的水分完全除去，这一步骤即为脱水。

脱水采用脱水剂，常用的脱水剂是乙醇。脱水时先从低浓度的乙醇开始，然后递增乙醇浓度，直至无水乙醇。具体方法是：将材料依次经 70% 乙醇、80% 乙醇、95% 乙醇（Ⅰ）、95% 乙醇（Ⅱ）、无水乙醇（Ⅰ）和无水乙醇（Ⅱ）脱水，各级乙醇的脱水时间分别为 1～2 h。脱水应彻底，否则材料不能透明，将影响石蜡的渗入，致使难以切片。

五、透明

乙醇与石蜡也不相溶，因此脱水后的材料在浸蜡前，还必须经过透明剂透明。透明剂既可替代组织中的乙醇，又能溶解石蜡，以利石蜡的渗入。二甲苯是一种常用的透明剂。

脱水后的材料依次经无水乙醇 - 二甲苯（1∶1）、二甲苯（Ⅰ）和二甲苯（Ⅱ），各级用时 0.5～2 h，务必使组织达到透明为止。

六、浸蜡

将已透明的材料移入熔化的石蜡内浸渍，即为浸蜡。浸蜡的目的是去除组织中的透明剂，而使石蜡渗入整个组织，获得一定的硬度，以便切成薄片。

先将装有熔点为 56～58℃石蜡的 3 个蜡杯，即蜡杯（Ⅰ）、蜡杯（Ⅱ）和蜡杯（Ⅲ），放在恒温箱内使石蜡熔化，恒温箱的温度保持在约 58℃，切勿太高或过低。然后将透明后的材料依次放入蜡杯（Ⅰ）、蜡杯（Ⅱ）和蜡杯（Ⅲ）。浸蜡时间视材料大小而定，一般总浸蜡时间为 2～4 h。

七、包埋

将浸蜡后的材料包埋于石蜡中，并使其凝固成蜡块，这一过程称为包埋。

包埋前，视组织块的大小先用绘图纸折成一纸盒作为包埋的模具。纸盒折法如下（图 1–1）：先折 1、2 线，次折 3、4 线，然后使 a、b 两折重叠，折出 5 线，同法折出 6 线，再折 c 线，最后依上法折出 7、8 线及 d 线即成。

将纸盒盛满已熔化的石蜡，随即将蜡杯（Ⅲ）中完成浸蜡的材料放入其中。应注意使组织块欲切片的面朝向盒底，位置放正。然后速将纸盒半浸于冷水中，待石蜡表面凝结后，将纸盒全部浸入水中冷却。石蜡全部凝固后，拆去纸盒即成蜡块。组织在蜡块中可长期保存。

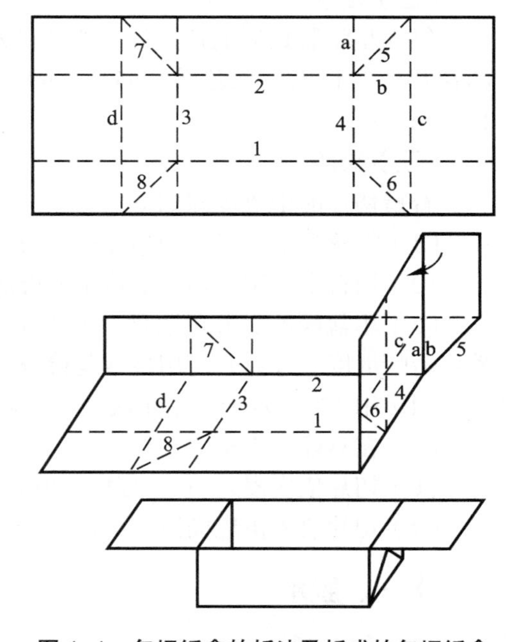

图 1–1 包埋纸盒的折法及折成的包埋纸盒

八、切片

切片前，先用单面刀片将蜡块修整成切片面上下两边平行的方形或梯形。应注意使切片面上下两边平行，否则切出的蜡带将弯曲不直，或无法连成带状。

将修整后的蜡块用蜡粘在小木块上，小木块装在切片机上，以待切片。

在旋转式切片机上将蜡块切成4～8 μm厚的薄片。切下的薄片会连成蜡带。用毛笔轻托、轻取蜡带，放在蜡带盒内备用。

九、贴片和烤片

用小玻棒蘸取1滴蛋白甘油滴于一干净的载玻片上，涂匀，并加几滴蒸馏水于载玻片上。将蜡带按要求切成适当长度的蜡片，然后用小镊子将蜡片轻放在载玻片的液面上，再把载玻片放在展片台上（温度为45℃左右）。蜡片受热后，即慢慢展平，待完全展平后，用解剖针将切片位置拨正，倾去载玻片上的余液，将其放在烤片盒中，置于50℃左右恒温箱内烤干。

十、脱蜡、复水和染色

染色剂多为水溶液，故切片染色前必须先经脱蜡、复水等步骤，在染色缸中操作。染色方法众多，对HE染色而言有下列步骤。

（一）脱蜡

将烤干的切片依次放入二甲苯（Ⅰ）和二甲苯（Ⅱ）中，各5～10 min，以溶去切片上的石蜡。

（二）复水

复水是将脱蜡后的切片经各级浓度乙醇逐渐下降到水的过程，即将二甲苯（Ⅱ）中取出的切片依次移入无水乙醇、95%乙醇、80%乙醇、70%乙醇和蒸馏水，在各级溶液中停留1～5 min。

（三）染色

石蜡切片的染色步骤如下：

（1）将蒸馏水洗涤后的切片移入Harris苏木精染液中10～30 min，使细胞核着色。

（2）用自来水洗去切片上残余的染液。

（3）用盐酸乙醇分色数秒。分色就是褪去细胞质等不应着色部分的颜色，而使细胞核的着色清晰适度。分色时需用显微镜检查切片的分色效果，保证分色适度。

（4）用1%氨水或自来水浸洗，使切片颜色呈蓝色。

（5）在蒸馏水中浸洗片刻。

（6）切片依次浸入70%乙醇、80%乙醇和90%乙醇，各用时1～2 min。

（7）切片浸入伊红染液，染色2～5 min，使细胞质着色。

十一、脱水

切片依次浸入95%乙醇（Ⅰ）、95%乙醇（Ⅱ）、无水乙醇（Ⅰ）和无水乙醇（Ⅱ），在各级溶液中停留1～5 min。

十二、透明

切片浸入无水乙醇 – 二甲苯（1∶1）、二甲苯（Ⅰ）和二甲苯（Ⅱ），在各级溶液中停留 1 ~ 5 min。

十三、封固

将切片从二甲苯（Ⅱ）中取出，用吸水纸吸去组织周围的二甲苯。在组织中央滴一小滴中性树胶，然后用镊子加盖盖玻片。

切片封好后，放在切片托盘上待树胶干燥。而后贴上标签，写明切片名称和制作日期等信息，即可用于观察。

十四、染色结果

使用光学显微镜观察切片，可见组织中的细胞核呈鲜艳的蓝色，细胞质及细胞间质呈粉红色至红色（图 1–2）。

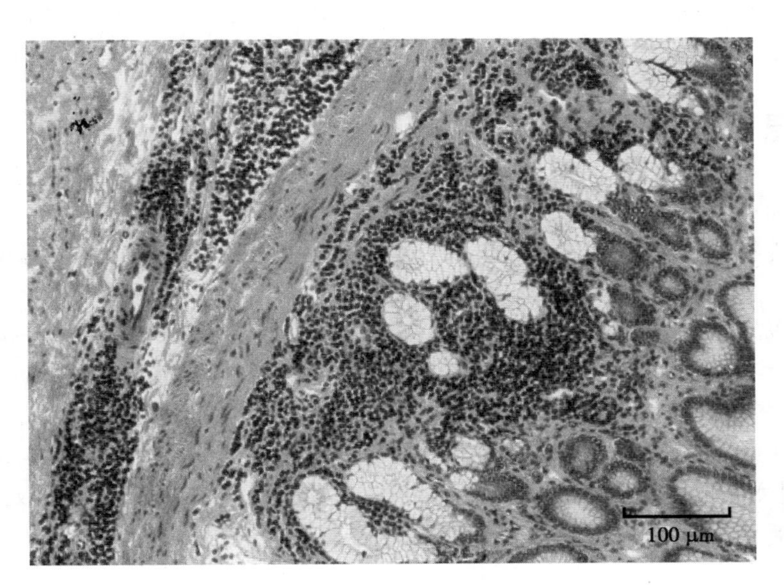

图 1–2　石蜡切片 HE 染色结果示例

胃黏膜上皮组织，扫二维码见彩图

思考题

1. 石蜡切片制作是一个连续的操作过程，往往要连续几天才能完成，因此事先一定要制订工作日程计划，按顺序进行。请你思考，如不能一次完成石蜡切片制作全过程，可在哪几个步骤后中断操作，保存组织？

2. 石蜡切片制作的各个步骤都是互相关联的。为什么脱水不彻底就会影响到透明的程度，以至影响蜡块的质量？

实验二

透射电镜的样品制备

【目的和内容】

本实验简要介绍超薄切片技术，以使读者了解透射电镜的样品制备方法。

用透射电镜观察组织细胞的超微结构，超薄切片标本的制备是关键。它要求将生活状态下细胞的细微结构完好、真实地保存下来。超薄切片技术的基本原理和步骤与石蜡切片法基本相似，包括取材、固定、浸洗、脱水、浸透、包埋、聚合、包埋块的修整、制膜、切片、捞片及染色等步骤。

【材料和用具】

新鲜脏器标本。

Sörensen 磷酸缓冲液、Palade 乙酸－巴比妥缓冲液、戊二醛、锇酸、盐酸、氢氧化钠、丙酮、双蒸水、蒸馏水、环氧树脂 618（或 Epon 812）、十二烯基琥珀酸酐（也称十二烷基琥珀酸酐，简称 DDSA）、甲基内次甲基四氢邻苯二甲酸酐（简称 MNA）、邻苯二甲酸二丁酯（简称 DBP）、2,4,6- 三（二甲氨基甲基）苯酚（简称 DMP-30）、Formvar（聚乙烯醇缩甲醛）、氯仿、乙酸双氧铀、乙醇、硝酸铅、柠檬酸钠。

解剖器、注射器、烧杯、5 mL 螺口样品瓶、试剂瓶、载玻片、4～6 mm 厚硬质玻璃、酸度计（或 pH 计）、恒温箱、冰箱、滤纸、量筒、容量瓶、标签纸、牙签、双面刀片、铜网、镊子、包埋模板、胶带、制刀机、超薄切片机、蜡盘。

【操作】

一、试剂的配制

除包埋剂外，所用试剂最好在使用的前一天配好，置于冰箱中（4℃）备用。

（一）缓冲液

1. Sörensen 磷酸缓冲液

A 液：0.2 mol/L 磷酸氢二钠溶液

$Na_2HPO_4 \cdot 2H_2O$	35.61 g
（或 $Na_2HPO_4 \cdot 7H_2O$	53.65 g）

（或 $Na_2HPO_4 \cdot 12H_2O$　　71.64 g）
双蒸水　　加至 1 000 mL

B 液：0.2 mol/L 磷酸二氢钠溶液
$NaH_2PO_4 \cdot H_2O$　　27.60 g
（或 $NaH_2PO_4 \cdot 2H_2O$　　31.21 g）
双蒸水　　加至 1 000 mL

A 液与 B 液按表 2–1 比例混合后，即得所需 pH 的缓冲液，若再用双蒸水将溶液稀释一倍，则配得 0.1 mol/L 的 Sörensen 磷酸缓冲液。

表 2–1　Sörensen 磷酸缓冲液配制表

pH（25℃）	5.5	6.8	7.0	7.1	7.2	7.3	7.4	7.5
A 液 /mL	6	49	61	67	72	77	81	84
B 液 /mL	94	51	39	33	28	23	19	16

2. Palade 乙酸 – 巴比妥缓冲液
巴比妥钠　　2.89 g
无水乙酸钠（CH_3COONa）　　1.15 g
（或 $CH_3COONa \cdot 3H_2O$　　1.90 g）
双蒸水　　加至 100 mL

此液较稳定，4℃下可保存数月。

（二）固定剂

1. 戊二醛固定剂　市售戊二醛多为 25% 水溶液，可按表 2–2 配制 1% ~ 5% 的戊二醛固定剂。

表 2–2　戊二醛固定剂配制表

戊二醛最终溶度 /%	1.0	1.5	2.0	2.5	3.0	4.0	5.0
0.2 mol/L Sörensen 磷酸缓冲液（pH 7.2 ~ 7.4）/mL	50	50	50	50	50	50	50
25% 戊二醛水溶液 /mL	4	6	8	10	12	16	20
加双蒸水至 /mL	100	100	100	100	100	100	100

2. 锇酸固定剂　锇酸毒性较大，应在通风橱内配制，一般先用双蒸水配成 20 g/L 贮存液。固定时使用 10 g/L 锇酸溶液，其配法较多，现介绍两种方法。

（1）Palade 锇酸固定剂
20 g/L 锇酸贮存液　　25 mL
Palade 乙酸 – 巴比妥缓冲液　　10 mL
0.1 mol/L 盐酸　　10 mL
双蒸水　　5 mL

混合后，用酸度计测定，调节溶液的 pH 至 7.2 ~ 7.4。

（2）锇酸－磷酸缓冲液固定剂

20 g/L 锇酸贮存液	25 mL
0.2 mol/L Sörensen 磷酸缓冲液，pH 7.2 ~ 7.4	25 mL

（三）包埋剂

常选用环氧树脂 618 或 Epon 812。

1. 环氧树脂 618 的配方

环氧树脂 618	6 mL
DDSA	4 mL
DBP	0.3 ~ 0.8 mL（夏季减半）
DMP-30	0.1 ~ 0.2 mL（临用时加入）

2. Epon 812 的配方

A 液：	Epon 812	10 mL
	DDSA	16 mL
B 液：	Epon 812	10 mL
	MNA	8.9 mL

分别将 A 液、B 液配好，然后根据不同的硬度要求量取不同比例的 A、B 液。A 液多则包埋块软，B 液多则硬。一般，冬季 A 液、B 液的配制体积比为 1∶4，夏季为 1∶9。混合 A 液、B 液后，以 1% ~ 2% 的比例加 DMP-30，充分搅拌。

（四）染色液

1. 乙酸双氧铀染色液

乙酸双氧铀	2 g
50% 乙醇	100 mL

该染色液呈淡黄色，应避光保存。出现絮状沉淀或变色时，废弃不用。

2. 柠檬酸铅染色液

硝酸铅	1.33 g
柠檬酸钠（$Na_3C_6H_5O_7 \cdot 2H_2O$）	1.76 g
双蒸水	30 mL

放入 50 mL 容量瓶中，用力振荡 30 min 后，溶液呈乳白色浑浊液。加入 1 mol/L 氢氧化钠溶液 8 mL，溶液变透明，用双蒸水定容至 50 mL。

二、取材与固定

取一小块组织放在预先冷却（4℃左右）的固定剂中，然后取出置于清洁的载玻片上，滴 1 滴预冷的固定剂在组织块上。再用锋利的刀片将材料修切成小于 1 mm^3 的小块。在炎热的夏季操作时，需在载玻片下放置冰块。

将修切好的组织块用牙签移入盛有固定剂的 5 mL 螺口样品瓶中。贴上标签，注明所取材料及日期。

固定常用戊二醛、锇酸双固定法。先用 3% ~ 5% 戊二醛固定剂进行前固定，4℃固定 24 h。然后在 4℃用 0.1 mol/L Sörensen 磷酸缓冲液（pH 7.2 ~ 7.4）浸洗 4 次，每次 10 min（组织块可置于最后一次的浸洗液中，4℃过夜）。再用锇酸在 4℃进行后固定 1 ~ 2 h，固定时间不宜过长，否则材料易变脆。

一些对缺氧敏感的器官及脑组织等，最好先灌流，即从心脏或动脉处注入戊二醛固定剂，然后再取材，将组织切成小块继续做常规的双固定。

三、浸洗与脱水

用 0.1 mol/L Sörensen 磷酸缓冲液（pH 7.2 ~ 7.4）浸洗，在 4℃下洗 4 次，每次 10 min。组织块经彻底浸洗后，可按下列顺序脱水：依次浸入 50% 丙酮、70% 丙酮、80% 丙酮和 90% 丙酮，4℃下每级 15 ~ 20 min，再在室温下浸入纯丙酮（2 ~ 3 次），每次 10 ~ 15 min。如当天不能完成后续的浸透、包埋等步骤，可置于 70% 丙酮中过夜，但绝不能在 90% 以上的高浓度丙酮中过夜。

四、浸透与包埋

组织块脱水后，在室温、相对湿度不超过 75%（尽可能干燥）的条件下，置于各级浸透液中逐级浸透至包埋。步骤如下：

（1）丙酮和包埋剂（1∶1）浸透 1 h。

（2）丙酮和包埋剂（1∶3）浸透 6 ~ 10 h（至少需 3 h）。

（3）纯包埋剂（35 ~ 37℃）浸透 5 h 或过夜。

包埋时，可先用注射器注入少量包埋剂于已烘干的包埋模板中，再用牙签将浸透的组织块挑起，放入包埋模板的底部，然后将包埋模板中灌满包埋剂，放上标明组织块名称的标签。包埋剂应在临用时配制。

五、聚合

将包埋好的样品置于 60℃恒温箱中 48 h，变硬后即完成聚合。聚合也可依 37℃（12 h）→ 45℃（12 h）→ 60℃（24 h）顺序逐步进行。

六、包埋块的修整

聚合后的样品即为组织包埋块。包埋块若暂不切片应放在干净的 5 mL 螺口样品瓶中，再放入干燥器内保存，以防包埋块返潮变软。

切片前需修整包埋块，将包埋块夹在样品夹内，先用刀片粗修，然后在实体显微镜下或用专门的修块机细修。

修整时，先削去顶端的包埋剂暴露组织，然后沿组织的 4 个边修整，使之形成一个四边形的锥体。切片面要求修得较光滑，呈梯形或长方形，面积以 1 mm^2 左右为宜。

七、制膜

光学显微镜的切片标本是放在载玻片上进行观察的，而超薄切片标本要耐受电子显微镜电子束的轰击，需放在载网（常用的为铜网）上进行观察。载网上还需附有支持膜，支持膜通常选用 Formvar 膜。制备方法如下：

（1）制备 2 ~ 4 g/L 的 Formvar– 氯仿溶液作为制膜液。

（2）将洁净的载玻片浸入制膜液中，静置后取出，倾斜放置，干燥后载玻片上即形成一层很薄的膜。

（3）用锋利的刀片或针头沿载玻片周缘将膜划破，放入蒸馏水中，使膜漂浮于水面。

（4）将洗净的铜网按适当间距排于膜表面，再用滤纸贴附于铜网上，当滤纸湿润时，用镊子夹住滤纸边缘，将带有铜网的滤纸从水面捞起，晾干后备用。

八、切片与捞片

超薄切片用玻璃刀切片，玻璃刀可选用 4 ~ 6 mm 厚的硬质玻璃用专用的制刀机制备。制成的玻璃刀呈三角形，其斜面锐利的一端即为刀刃面。在刀刃下端的斜面上，要用胶带做一刀槽，底边用石蜡封死，内盛蒸馏水，使切下的切片可漂浮于水面上。

切片时，将修整过的包埋块装在超薄切片机上夹紧，安装好玻璃刀，调节好角度再进行切片。切片的厚度可利用切片的干涉色进行判断，一般以银灰色的切片为宜，其厚度为 50 nm 左右。

用眼睫毛制作的睫毛针将所需的切片汇集在一起，把蘸有氯仿的滤纸放在切片的上方，利用氯仿蒸气使切片展平，然后用铜网捞取。

捞片可用镊子夹持附有支持膜的铜网，使膜面向下与切片迅速接触，让切片贴附于铜网上，把铜网移出水面置无尘处晾干后即可染色。

九、染色

未经染色的切片，在透射电镜下观察反差较小，染色可提高样品的反差，显示出清晰的超微结构。一般是用重金属盐来达到染色的目的，最常用的方法为乙酸双氧铀 - 柠檬酸铅双染法。染色在蜡盘（可用培养皿灌石蜡制成）上进行，步骤如下：

（1）将乙酸双氧铀染色液逐滴加在蜡盘上。

（2）把铜网附有切片的一面与乙酸双氧铀染色液表面相接触，染色 30 min。

（3）取出铜网，经 3 次蒸馏水漂洗后用滤纸吸干。

（4）用另一蜡盘，逐滴将柠檬酸铅染色液加在蜡盘上，并在蜡盘四周放上几粒固体氢氧化钠，以防染色液产生沉淀。

（5）将经乙酸双氧铀染色后的铜网有样品的一面与柠檬酸铅染色液表面相接触，染色 30 min。

（6）取出铜网，经 3 次蒸馏水漂洗后用滤纸吸干置于干燥器中。

经以上步骤制作的标本即可用透射电镜观察（图 2–1）。

具体电镜样品制备操作细节及注意事项等可参考《生命科学中的电子显微镜技术》（丁明孝等，2021）。

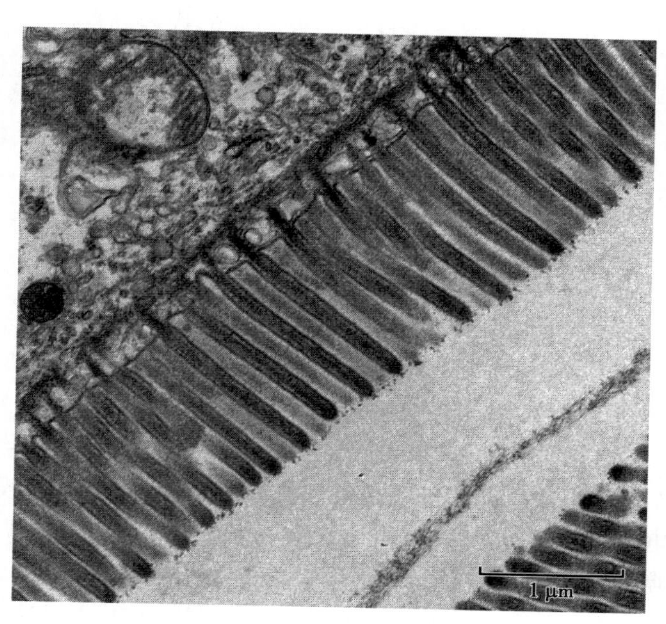

图 2-1 透射电镜下的超薄切片染色结果示例
小肠黏膜上皮组织超微结构

思 考 题

1. 超薄切片与石蜡切片有什么不同?
2. 制备超薄切片有哪些主要步骤?

实验三

扫描电镜的样品制备

【目的和内容】

本实验简要介绍扫描电镜样品的一般制备方法。扫描电镜要求样品没有水分和具有良好的导电性能。扫描电镜样品制备包括取材、固定、浸洗、脱水、干燥及镀膜等步骤，与透射电镜样品制备的超薄切片技术有相近之处。

【材料和用具】

新鲜脏器标本。

戊二醛、锇酸、Sörensen 磷酸缓冲液、丙酮、双蒸水、乙酸异戊酯、液态 CO_2。

解剖器、烧杯、5 mL 螺口样品瓶、试剂瓶、冰箱、牙签、双面刀片、载玻片、扫描电镜样品台、导电胶（或双面胶带）、临界点干燥仪、样品篮、离子溅射仪。

【操作】

一、试剂的配制、取材、固定、浸洗与脱水

上述步骤与透射电镜样品制备的相应步骤基本相同（见实验二）。扫描电镜样品取材的大小，可根据观察要求和样品情况适当增大，其直径最大不宜超过 5 mm，高度在 3 ~ 5 mm。

二、干燥

干燥是扫描电镜样品制备中的关键步骤，扫描电镜要求样品不含水分。脱水处理后，样品中的水分被脱水剂取代。脱水剂成为了样品中所含的液态成分。有液态成分存在，样品经挥发方式干燥时，受表面张力的影响，就会导致样品变形并破坏微细结构，所以干燥时要设法使样品不受或少受表面张力的影响。干燥的方法很多，目前扫描电镜样品的最佳干燥方法是临界点干燥法（critical-point drying method）。它可使样品在不受表面张力的影响下被干燥，对样品的微细结构保存得最好。

液体在室温下一般都有明显的气 – 液两相界面。在密闭的容器中，若温度增高，液相会加速蒸发，气相因不能溢出而使压力逐渐增大，压力增大可导致液相密度下降、气相密度增加。当温度和压力增加到某一特定值时，气 – 液两相的密度相等，气 – 液两相的界面消失，

表面张力为零，这种状态即为临界状态。临界状态下的温度和压力分别称为临界温度和临界压力。利用临界状态，适时排除密闭容器中的气体，可使处于其中的样品不受表面张力的影响而得以干燥，即为临界点干燥。不同的液体都有各自的临界温度和临界压力，故应选择适宜的液体作为媒介液，和样品一起在密闭容器中进行临界点干燥。常用的媒介液有液态 CO_2 和氟利昂，液态 CO_2 的临界温度约为 31℃，临界压力约为 7.2×10^6 Pa，是目前普遍采用的媒介液。

脱水剂与液态 CO_2 的互溶性很差，因此在干燥前，须用一种中间液置换脱水剂。中间液须对液态 CO_2 和脱水剂都有很好的互溶性，一般选用乙酸异戊酯作为中间液。只需将脱水后的样品在乙酸异戊酯中置换 15 ~ 30 min 即可。

临界点干燥在临界点干燥仪中进行。临界点干燥仪示意图见图 3–1。

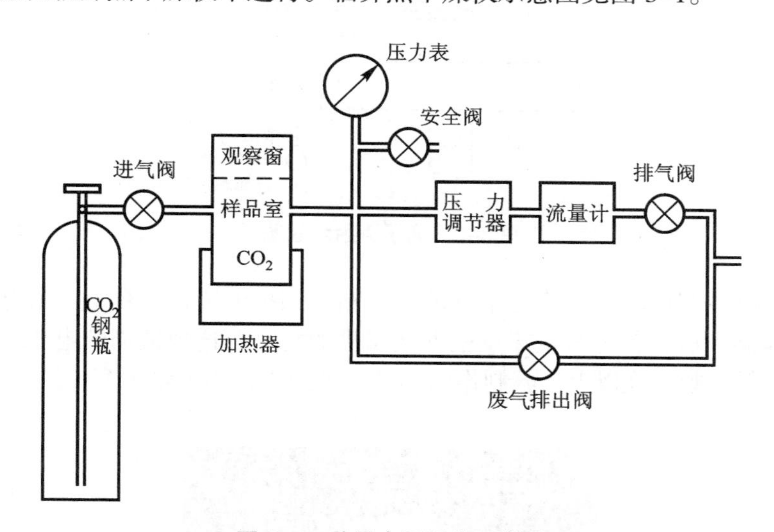

图 3–1　临界点干燥仪示意图

临界点干燥程序按下述步骤进行：

（1）把经过置换处理的样品装入不锈钢样品篮，再把样品篮放进预冷过的临界点干燥仪的样品室，盖紧样品室盖。

（2）打开进气阀，在 0 ~ 10℃下，充入液态 CO_2，使液面高于样品篮。缓慢排出气体 CO_2，直到样品室内尚余少量 CO_2 液体，能保持样品湿润为止。重复充液、排气 2 ~ 3 次后，关闭进气阀，完成 CO_2 置换中间液乙酸异戊酯的过程。

（3）继续向样品室充入 CO_2 液体，直至 CO_2 液体占样品室的 70% 空间后，关闭进气阀。将样品室温度调至 15 ~ 20℃，并持续 10 min，压力可至 5.9×10^6 Pa 以上。使样品室温度升高至 35 ~ 40℃，此时随温度升高，样品室内压力也逐渐增大，样品室内 CO_2 呈混浊状时，表明已达临界状态。当压力达 9.8×10^6 Pa 时，再经 5 min，即可排气。在保持临界状态的条件下，打开排气阀，以 0.4 L/min 的速率缓慢放出气体。经 45 ~ 60 min 后，排气完毕，样品室压力下降到零，将温度调节至室温约 5 min 后，即可打开样品室盖，取出干燥的样品。

三、镀膜

镀膜是在样品表面镀上一层导电膜，增加样品的导电性，以符合扫描电镜对生物样品的要求。一般常用离子溅射仪镀膜。离子溅射仪利用低真空条件下仪器真空罩内气体电离产生的阳离子冲击阴极的金属靶，使部分金属原子被溅射出来，飞向位于阳极的样品上，从而使样品表面均匀地镀上一层金属膜（图 3–2）。

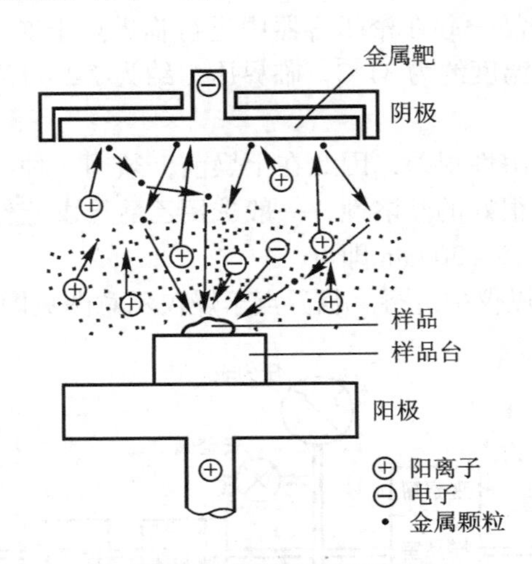

图 3–2　离子溅射示意图

用少量导电胶或双面胶带，将已干燥的样品粘在扫描电镜样品台上。打开离子溅射仪的真空罩，放入样品台后，盖上真空罩。根据金属靶的类型，选择适当的电压、真空度和镀膜时间进行离子溅射镀膜。经以上步骤制作的样品即可用于扫描电镜观察（图 3–3）。

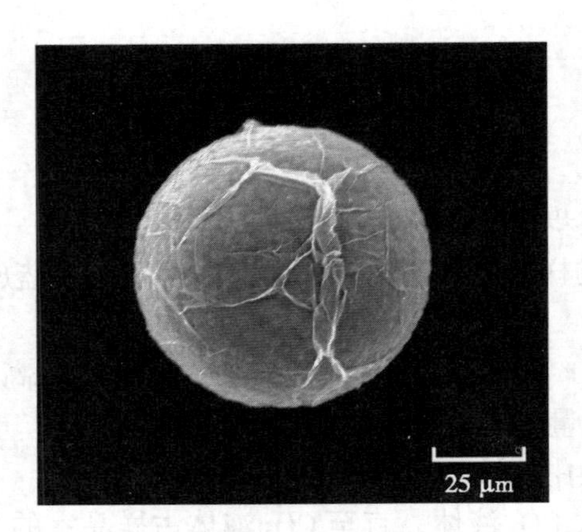

图 3–3　扫描电镜下的蚌卵子（放大 1 400 倍）

思考题

1. 扫描电镜对样品的要求是什么？
2. 扫描电镜样品制备包括哪些步骤？

实验四

上皮组织观察

【目的和内容】

1. 学习体腔膜或肠系膜平铺片的制作方法。
2. 结合功能，了解被覆上皮组织的结构及分布特点。
3. 了解上皮组织的某些特殊结构，如纹状缘、纤毛和细胞连接等。

【材料和用具】

蛙（或蟾蜍）①。

肾小体切片（HE 染色）、小肠切片（HE 染色）、气管切片（HE 染色）、甲状腺切片（HE 染色）、食管切片（HE 染色）和膀胱切片（HE 染色）。小肠上皮细胞和气管上皮细胞的电镜照片。

10 g/L 硝酸银溶液、甘油、蒸馏水、生理盐水。

解剖器、载玻片、盖玻片、滴管、显微镜。

【操作】

一、蛙（或蟾蜍）体腔膜或肠系膜平铺片的制作与观察

1. 平铺片的制作　用双毁髓法处置蛙（或蟾蜍），打开其腹腔并剪取体腔膜或肠系膜放在洁净干燥的载玻片上，用解剖针将其铺开展平，稍晾干。滴加 1 ~ 2 滴 10 g/L 硝酸银溶液于平铺片标本上，使标本皆被硝酸银溶液浸盖。随后，将平铺片标本立即放在日光下晒 3 ~ 5 min，或在日光灯下照 10 ~ 30 min。当标本变成浅褐色时，倾去载玻片上的溶液，用蒸馏水洗净。加 1 ~ 2 滴甘油，盖上盖玻片，便可用来观察。

2. 低倍镜观察　选择平铺片标本上染成淡黄色、最薄的部分进行观察，可以看到体腔膜或肠系膜的间皮细胞，也可看到肠系膜内毛细血管壁的内皮细胞，它们均为单层扁平上皮。在平铺片上，上皮细胞的表面观呈多边形。细胞之间的边界由于硝酸银感光后沉淀为黑色。细胞边界清晰，呈锯齿状的黑线，相邻细胞彼此相嵌。细胞核扁圆形，位于细胞的中央。硝

① 随着全民野生动物保护意识的提升和法律法规的健全，野生蟾蜍作为“三有动物”，应停止应用于教学。

酸银对细胞核无银染作用，所以细胞核为无色或淡黄色。

3. 高倍镜观察　高倍镜下可以观察到更为清楚的结构。

二、玻片标本观察

（一）单层扁平上皮的观察

该类上皮组织可选择肾小体、小肠、气管或其他器官的切片（HE染色）观察。

肾小体切片

1. 低倍镜观察　分辨切片的大体分部。寻找一个肾小体或毛细血管的纵切面或横切面，或小肠外膜进行观察，了解单层扁平上皮在切面上的形态特点。

2. 高倍镜观察　肾小体的肾小囊壁上皮、毛细血管的内皮、小肠外膜的间皮均为单层扁平上皮，细胞很薄。细胞核被染成蓝紫色，长椭圆形，并向表面突出（有的细胞切到细胞核，有的没有切到）。细胞质染成红色。细胞界线在这种切片上不清晰。

（二）单层立方上皮的观察

该类上皮组织可用甲状腺切片（HE染色）观察。

1. 低倍镜观察　在甲状腺切片上先找到大小不等、内含红色胶状物质的甲状腺滤泡。

甲状腺切片

2. 高倍镜观察　甲状腺滤泡壁由单层立方上皮细胞构成。细胞核被染成蓝紫色，圆形，位于细胞中央。细胞质染成粉红色。细胞界线隐约可见。

（三）单层柱状上皮的观察

该类上皮组织可用小肠切片（HE染色）观察。

1. 低倍镜观察　小肠的外表面比较平整，为小肠外膜。朝向小肠腔内有大量细指状突起，为小肠绒毛，其表层为黏膜层。在黏膜层的最表面可观察到单层柱状上皮。

2. 高倍镜观察　黏膜上皮由单层柱状上皮细胞组成。细胞核被染成蓝紫色，长椭圆形，位于细胞的基底部。把显微镜的孔径光阑调小、降低视野的光亮度，可见细胞的游离面有一层较亮的粉红色纹状结构，即纹状缘。在柱状细胞之间散在有杯形细胞。此细胞上端膨大，下端细小，细胞核呈三角形或椭圆形，位于细胞的基底部。杯形细胞上端的细胞质内充满了黏液分泌颗粒，在切片上呈卵圆形空泡状结构。若沿杯形细胞的正中切开，则可见其游离面无纹状缘。但大部分杯形细胞由于没有切到细胞的正中，故看不到其游离面或基底部，只见一个个椭圆形或圆形的空泡。

小肠切片

（四）假复层纤毛柱状上皮的观察

该类上皮组织可用气管切片（HE染色）观察。

1. 低倍镜观察　先辨别气管的外膜和黏膜层。在黏膜层的游离面可见细胞核较多且被染成蓝紫色的一层，即为假复层纤毛柱状上皮。该上皮细胞的细胞核位置高低不齐，细胞排列紧密，细胞界线不清晰，其间夹有透亮的杯形细胞。

2. 高倍镜观察　根据组成假复层纤毛柱状上皮的细胞形状、细胞核位置及细胞顶端所达到的部位，可区分出以下4种细胞。

（1）柱状细胞　该类细胞数量最多，形似柱状，细胞顶端抵达上皮游离面。

气管切片

柱状细胞的游离面有微细而整齐的纤毛，因此整个上皮的游离面被排列紧密的纤毛覆盖。细胞核椭圆形，位于细胞上部。

（2）杯形细胞　该类细胞夹于柱状细胞之间，呈酒杯状，细胞顶端也达上皮游离面，无纤毛。细胞质呈白色空泡状。细胞核椭圆形，位于细胞基部。

（3）梭形细胞　该类细胞位于柱状细胞之间，细胞胞体呈梭形，不太容易辨认。其细胞核排列于整个上皮的中部。

（4）锥体形细胞　细胞呈锥体形，基部宽，顶部窄，不能达到上皮游离面。其细胞核呈圆形，位于整个上皮的基部。

（五）复层扁平上皮的观察

可用食管切片（HE 染色）观察未角化复层扁平上皮的结构。

1. 低倍镜观察　辨别食管腔的黏膜层。黏膜层的食管腔面是厚而染色深的复层扁平上皮，可见该上皮由多层细胞组成，表层细胞为扁平状。上皮与结缔组织交界面呈波浪形，即为该上皮的基底面。

2. 高倍镜观察　从上皮基底面向表层，逐层观察。

食管切片

（1）基底层　和结缔组织交界的一层较小的细胞为基底层。细胞呈砥柱状，排列紧密。细胞核椭圆形，染色深，位于细胞基底部。

（2）中间层　中间层由数层多角形细胞组成。细胞逐渐增大，细胞界线清楚。细胞核大而圆，位于细胞中央。

（3）表层　接近上皮表面的细胞渐变为扁平状细胞。细胞核扁圆形。越近表层，细胞因逐渐退化，变得结构不清。

（六）变移上皮的观察

此类上皮组织可用膀胱切片（HE 染色）观察。膀胱在充盈状态及空虚状态时，变移上皮细胞形态和层次有所不同。

1. 低倍镜观察　辨别朝向膀胱腔的黏膜层，并在其表面寻找上皮。膀胱在空虚状态时，上皮细胞排列层次较多，表层细胞较大，深层细胞较小；膀胱在充盈状态时，上皮细胞层次减少。

2. 高倍镜观察　从基底层向表层观察。

膀胱切片

（1）基底层　该层细胞与基膜相连，细胞最小，呈近似立方形，排列较密。

（2）中间层　该层细胞呈多角形或倒置的梨形。

（3）表层　表层细胞位于上皮的最表层，又称盖细胞。细胞较大，为较阔的方形，游离面略呈弧形。靠游离面的细胞质着色深，为壳层。有的细胞可以看到双细胞核。

三、示范观察

（一）上皮组织的微绒毛和纤毛的电镜观察

1. 微绒毛　上皮组织微绒毛可用小肠上皮组织纵切的透射电镜照片观察，可见小肠上皮细胞的游离面伸出细小的指状突起，即微绒毛。小肠上皮的微绒毛较多，较长，排列整齐。微绒毛直径约为 0.1 μm，表面为细胞膜，内为细胞质。微绒毛细胞质内有许多纵行的微丝，其一端附着于微绒毛的顶端，另一端向下伸入上皮细胞基部的终末网。

2. 纤毛　上皮组织纤毛可用气管上皮组织的纵切、横切的透射电镜照片观察。纤毛是上皮细胞游离面伸出的比微绒毛粗而长的突起，长 5 ~ 10 μm，粗约 0.2 μm，其根部附着于基粒。纤毛的表面为细胞膜，内为细胞质。纤毛内有按一定规律纵向排列的微管，中央为 2 条完整的中心微管，周围为 9 组成对的二联微管。

（二）细胞连接的电镜观察

细胞连接可用小肠上皮组织纵切的透射电镜照片观察。细胞连接位于细胞与细胞之间的相邻面。

1. 紧密连接　该类连接在上皮细胞侧面的顶端。相邻细胞的细胞膜上有网格状的脊。脊处相邻细胞的细胞膜紧贴在一起，细胞间隙消失。无脊的部分有 10 ~ 15 nm 的间隙。

2. 中间连接　该类连接位于紧密连接下方。相邻细胞间有 15 ~ 20 nm 的间隙，间隙中有较致密的丝状物连接相邻细胞的细胞膜。在细胞膜的细胞质面，附有薄层的致密物质和细丝。

3. 桥粒　该类连接位于中间连接的深部。相邻细胞间有 20 ~ 30 nm 的间隙，间隙中有丝状物，且间隙中央有一条由丝状物交织而成的、与细胞膜相平行的致密中间线。细胞膜的细胞质面有较厚致密物构成的附着板，其上附有许多袢状的张力细丝。

4. 间隙连接　该类连接位于相邻细胞面的深部。细胞间隙很窄，仅 2 ~ 3 nm。间隙中有许多间隔大致相等的连接点。连接点处，相邻细胞的细胞质直接通连。

思考题

1. 什么是被覆上皮、内皮及间皮？
2. 绘图说明单层扁平上皮在平铺片及切片上的形态。
3. 举例说明上皮组织结构与功能的统一性。
4. 比较变移上皮不同功能状态下的形态特征，并简述其与复层扁平上皮形态的差异。

实验五

结缔组织观察

【目的和内容】

1. 学习疏松结缔组织平铺片的制作方法及活体染色方法，以及肥大细胞制片方法。
2. 掌握结缔组织的结构特点、功能特点和分类依据。

【材料和用具】

大白鼠或小白鼠。

皮下疏松结缔组织平铺片（台盼蓝活体染色、Weigert 弹性纤维染色和 HE 染色）、气管切片（HE 染色）、肌腱纵切片（HE 染色）、小肠切片（HE 染色）、淋巴结切片（HE 染色、银染色）、长骨骨干横磨片。疏松结缔组织的电镜照片。

10 g/L 台盼蓝（又称锥虫蓝，trypan blue）- 生理盐水溶液、甘油、瑞特（Wright）染液或 1 g/L 亚甲基蓝溶液、蒸馏水、无水乙醇。

解剖器、注射器及针头、滴管、载玻片、盖玻片、显微镜。

【操作】

一、疏松结缔组织活体染色标本的平铺片制作与观察

死细胞或损伤细胞的细胞膜通透性增加，台盼蓝能够进入细胞内部与 DNA 结合使细胞着色。此外，台盼蓝还可以被巨噬细胞吞噬。因此，台盼蓝既可用于区分死、活细胞，也可用于巨噬细胞的活体染色。

1. 疏松结缔组织活体染色标本的平铺片制作　取一大白鼠（或小白鼠），皮下注射 10 g/L 台盼蓝 - 生理盐水溶液 0.2 ~ 0.3 mL。30 ~ 60 min 后，颈椎脱臼法处死动物。剪开动物皮肤，在注射处附近剪取一小块皮肤与肌肉之间半透明样的皮下结缔组织，置于载玻片上。用解剖针将皮下组织铺平。待标本晾干后，加 1 ~ 2 滴甘油，盖上盖玻片即可观察。

2. 显微观察　根据细胞的形状、细胞核的形状与染色结果，以及细胞质内的颗粒等可区分成纤维细胞与巨噬细胞。成纤维细胞呈多突起扁平状；巨噬细胞形状不规则，细胞质内含有蓝色颗粒。

二、肥大细胞标本的制片与观察

1. 肥大细胞标本的制作　用大白鼠（或小白鼠）为材料，颈椎脱臼法处死动物后，剪开其腹部皮肤，取少许皮下结缔组织置于干燥的载玻片上，并使其平铺。充分晾干后可选择以下两种方法之一进行染色：

（1）滴加瑞特染液（将瑞特染料 0.1 g 溶于 60 mL 甲醇中），使染液完全淹没材料。染色 2 min 后，滴加等量蒸馏水，与染液混合均匀。静置 5 ~ 10 min 后，倾去染液，用自来水洗净，晾干后置于显微镜下观察。瑞特染色剂是由酸性染料伊红和碱性染料亚甲蓝组成的复合染料，久置后，经氧化而含有天青。染色过程中，细胞内的各种成分对不同类型的染料具有不同的亲和力，从而被染成不同颜色。此法多用于血液和细胞涂片、骨髓细胞涂片等的染色。

（2）滴 1 滴无水乙醇固定 2 min。然后滴加 1 g/L 亚甲基蓝溶液，染色 2 ~ 3 min，用自来水洗净染液，晾干后即可观察。亚甲基蓝本身是一种碱性染料，能够与细胞内的 DNA、RNA 和嗜碱性颗粒结合，形成深蓝色的沉淀物，常用于细胞核或细胞质的染色。

2. 显微观察　选择较薄且平铺均匀的部位置于显微镜下观察。

肥大细胞

（1）低倍镜观察　在平铺片上的血管边缘找到成群分布、着色较深的肥大细胞后，换用高倍镜观察。

（2）高倍镜观察　肥大细胞胞体较大，圆形或卵圆形。细胞核圆形，不着色。细胞质内充满粗大的红紫色或蓝紫色颗粒。有时还可见到肥大细胞的脱颗粒现象。

三、玻片标本观察

（一）疏松结缔组织平铺片的观察

取皮下疏松结缔组织平铺片（台盼蓝活体染色、Weigert 弹性纤维染色和 HE 染色）观察。

1. 低倍镜观察　选择平铺片较薄而又均匀处观察，可见交叉成网的纤维及散在分布于纤维之间的结缔组织细胞。

2. 高倍镜观察　观察并区分胶原纤维、弹性纤维，成纤维细胞、纤维细胞及巨噬细胞等。

皮下疏松结缔组织

（1）胶原纤维　胶原纤维被染成粉红色，呈粗细不等的细带状，着色较浅。它们相互交叉排列，数目较多，有时呈波浪状。

（2）弹性纤维　弹性纤维被染成深紫褐色，其末端常呈卷曲状，比胶原纤维细，有分支，连结成网。

（3）成纤维细胞和纤维细胞　成纤维细胞数目最多，是功能活跃的细胞；细胞质染色浅；轮廓不甚明显，呈多突起的星状；细胞核大，多为椭圆形，着色浅，核仁明显。纤维细胞胞体较小，常呈梭形，细胞核较小，着色较深，是功能处于静止状态的细胞。

（4）巨噬细胞　细胞形状不一，呈圆形、椭圆形或不规则形。由于经过活体染色，所以可见其细胞质内含有被吞噬的台盼蓝颗粒，细胞质染色较深。细胞轮廓较成纤维细胞清楚。细胞核较小，为圆形、椭圆形或肾形，细胞核染色也较深，呈深蓝紫色。

另外，在平铺片中还能看到一些粒细胞和淋巴细胞。

（二）疏松结缔组织切片及浆细胞的观察

取气管切片（HE 染色）进一步观察疏松结缔组织在切片上的形态。切片上的疏松结缔组织纤维多被切断。在观察组织学切片时，此类情况很常见，故应予注意。

1. 低倍镜观察　在上皮的深层找到染色略浅的结构，即为疏松结缔组织。

2. 高倍镜观察　胶原纤维为多数，被染成粉红色，较粗，不规则分布的弹性纤维混杂其间，在 HE 染色切片上不易辨别。在纤维之间有染成蓝紫色、长椭圆形的细胞核，多为成纤维细胞的细胞核。

高倍镜下还可以观察到一种卵圆形的细胞，其细胞核位于细胞一侧，染色质呈辐射状排列，细胞质近细胞核处有一浅染区域。这种细胞即为浆细胞。

（三）规则致密结缔组织的观察

此类结缔组织可用肌腱纵切片（HE 染色）观察。

1. 低倍镜观察　染成红色的胶原纤维呈平行而紧密的排列。

2. 高倍镜观察　胶原纤维束较粗大，纤维束内由许多平行排列的胶原纤维组成，但在切片上不易区分。纤维束之间分布着排列成单行的细长腱细胞（即肌腱内的成纤维细胞），在切片上可看到染成蓝紫色的、椭圆形或杆状的细胞核。两个相邻腱细胞的细胞核通常很靠近。细胞质不易显示。

肌腱切片

（四）脂肪组织观察

脂肪组织可选择小肠切片或气管切片（HE 染色）进行观察。

脂肪组织

1. 低倍镜观察　在小肠或气管的最外面一层的疏松结缔组织中可观察到成群的圆形或多角形空泡状结构，此即脂肪细胞。由于脂肪细胞细胞质中的脂肪滴在制片过程中被乙醇及二甲苯溶解，所以脂肪细胞呈空泡状。在成群脂肪细胞之间有疏松结缔组织分隔。

2. 高倍镜观察　细胞核为扁圆形或半月形，偏于细胞的一侧。

（五）网状组织的观察

网状组织是由网状细胞和网状纤维构成的结缔组织。

1. 网状细胞　取淋巴结切片（HE 染色）观察。

（1）低倍镜观察　切片中央部分着色浅的区域是髓质。髓质周围着色深的部分为皮质。

淋巴结切片

（2）高倍镜观察　淋巴结髓质呈浅红色的区域，即网状组织，其中的网状细胞具有多个突起，呈星状，相邻细胞以突起互相接触，连成网状。网状细胞细胞质丰富，细胞核大，核仁明显。

2. 网状纤维　取淋巴结切片（银染色）观察。

（1）低倍镜观察　区分淋巴结的皮质和髓质。

（2）高倍镜下观察　网状纤维呈黑色，粗细不匀，分支相互交织成网状。在切片上还可观察到一些细胞核较小、染色较深的细胞，为淋巴结内的淋巴细胞，它不属于网状组织的成分。

（六）透明软骨的观察

使用气管切片（HE 染色）观察透明软骨。

1. 低倍镜观察　气管壁内蓝紫色、呈“C”字形的结构为透明软骨，即气管软骨。在透

明软骨中可见染成蓝紫色或粉色的软骨基质和位于软骨陷窝内的软骨细胞。在软骨中央部分的软骨细胞较大，呈椭圆形或圆形，经常 2～4 个成群存在，即为同源软骨细胞群。近软骨边缘的细胞较小而密集，呈梭形，其长轴与软骨表面平行排列。软骨周围包有一层被染成淡红色的致密结缔组织，即软骨外膜。

2. 高倍镜观察　在 HE 染色切片中看不到细胞间质内的胶原纤维。软骨基质染成蓝紫色，在软骨陷窝周围的软骨基质染色较深。在切片制作过程中，软骨细胞脱落使软骨基质中显现出一个个白色空腔。有的切片在制片过程中部分软骨细胞有所收缩，所以在软骨细胞周围出现白色间隙。

（七）骨组织磨片的观察

观察长骨骨干横磨片。

1. 低倍镜观察　多个骨板呈多层同心圆排列的结构，即骨单位（又称哈弗斯系统）。每个骨单位的中央有一黑色、较大的圆形管道状横断面，即为中央管（又称哈弗斯管）。在中央管周围有许多成同心圆排列的骨单位骨板（又称哈弗斯骨板）。

若骨磨片取材完整，还可观察到内、外环骨板及横向穿行于内、外环骨板的穿通管。在骨单位之间，还可观察到一些排列不规则的骨板，即间骨板。

2. 高倍镜观察　骨板内或骨板间有许多卵圆形、黑色的小腔隙，即骨陷窝。骨陷窝向四周发出许多细小的黑色分支，即骨小管。还可见相邻骨陷窝之间的骨小管彼此相通连，靠近中央管的骨小管则和中央管相通连。

四、示范观察

用扫描电镜和透射电镜照片观察疏松结缔组织超微结构，区分胶原纤维、成纤维细胞和巨噬细胞。

1. 胶原纤维　胶原纤维纵切面上有明暗交替的周期性横纹，横纹周期约 64 nm。

2. 成纤维细胞　细胞为多角形。细胞质突起较长，细胞质内粗面内质网、高尔基体发达。细胞核较大。

3. 巨噬细胞　细胞表面有微绒毛，细胞质内有大量溶酶体，近细胞边缘有较多小泡。细胞核的核质颗粒细，多聚于核膜内面。

思　考　题

1. 结缔组织的结构特点和分类依据是什么？

2. 疏松结缔组织有哪些细胞及纤维成分？这些细胞及纤维各有什么结构特点？

3. 在活体组织中，软骨陷窝、骨陷窝及骨小管内有什么结构？软骨细胞和骨细胞是通过什么途径获得营养的？

实验六

血涂片制作与肌组织观察

【目的和内容】

1. 学习、掌握血涂片的制作和染色方法。
2. 识别并比较各类血细胞的形态特征。
3. 观察、了解平滑肌、骨骼肌及心肌 3 种肌纤维纵切和横切的形态结构特点。

【材料和用具】

平滑肌分离装片（HE 染色）、小肠横切片（HE 染色）、骨骼肌纵切片及横切片（铁苏木精染色）、心肌切片（HE 染色）。血细胞和骨骼肌纤维电镜照片。

乙醇、瑞特染液、Sörensen 磷酸缓冲液、蒸馏水。

载玻片、75% 乙醇消毒棉球、消毒干棉球、一次性刺血针、香柏油、蜡笔、显微镜。

【操作】

一、血涂片的制作与观察

（一）消毒及采血

采血之前先用拇指和示指（即食指）轻轻揉搓耳垂或手指尖等采血部位，使血流量增加。然后用 75% 乙醇消毒棉球擦拭欲采血部位和操作者的手指。待乙醇干燥后，操作者用左手拇指及示指夹持欲采血部位，同时用右手持一次性刺血针刺入采血部位 2 ~ 3 mm 深，血液会自然流出，用消毒干棉球擦去第一滴血。若血流不畅，可用左手拇指及示指轻轻挤压采血部位，促使血液流出。

（二）血涂片的制作

将流出的第二滴血蘸滴于一干净载玻片的右端。迅速用另一载玻片作为推片，将此推片的末端斜置于第一块载玻片上血滴的左缘，角度成 30° ~ 40°。将推片稍向右拉动，使血滴与推片接触，这样血滴即向推片和载玻片夹角的两边伸展，并充满推片和载玻片的夹角。此时把推片向左推动，血液随推片而行，即可涂成血涂片。

推片时应保持匀速和两玻片之间的角度恒定，连续推进，不要中断，否则血涂片会形成波浪形不均匀的血膜。血涂片的厚薄，可由血滴大小、推片速度和两载玻片之间的角度大小来调节。血滴小，推进速度慢，推片角度小，涂片薄；反之，则厚。厚的血涂片适于做白细胞分类，容易找到白细胞。

待血涂片干燥后，选择血膜均一、薄厚适当处用蜡笔圈画，以防染色时染色液外溢。

（三）染色

在选定血涂片区域内，滴加数滴瑞特染液（见实验五），覆盖选定的血涂片区域。2 ~ 3 min后，再滴加相当于染液1.5倍的Sörensen磷酸缓冲液（pH 6.4 ~ 6.8）或蒸馏水，勿溢出选定的染色区。加好后立即用嘴轻轻吹，使两液混匀。静置10 ~ 15 min后，从载玻片一端滴加清水洗去染液。干燥后，即可进行观察。

（四）血涂片的观察

观察自己制作的血涂片。由于白细胞在血涂片上分布不匀，大细胞（如单核细胞和粒细胞）多分布于血涂片的两边和尾部，小细胞（如淋巴细胞）则多分布于中间，故可根据这一分布规律来寻找相应细胞。

血涂片及代表细胞

先用肉眼观察，选择较均匀的部位置于显微镜低倍镜下观察，分辨红细胞和白细胞，再换用高倍镜观察，最后用油镜根据血细胞的主要特点仔细辨别各类血细胞。

1. 红细胞　数目最多，小而圆，无细胞核，浅红色，中央部分着色比周围浅。

2. 白细胞　仔细分辨以下各种白细胞的形态。

（1）嗜中性粒细胞　又称“中性粒细胞”，数目较多，易找到。细胞质内含有细小且分布均匀的浅紫红色中性颗粒。细胞核被染为紫色，分2 ~ 5叶，叶间有染色质丝相连。

（2）嗜酸性粒细胞　数目较少，细胞质中有许多粗大的、被染成红色的嗜酸性颗粒。细胞核被染为紫色，通常分为2叶。

（3）嗜碱性粒细胞　数目很少，在血涂片上较难找到。细胞质中含有许多大小不等、被染成紫色的嗜碱性颗粒。细胞核不规则或呈“S”字形，也被染成紫色，常被嗜碱性颗粒掩盖。

（4）淋巴细胞　数目较多，可见小淋巴细胞与中淋巴细胞。小淋巴细胞与红细胞大小相似，细胞核呈圆形，一侧常有小凹陷，细胞核占细胞体积的大部分，染色很深，细胞质很少，围在细胞核的周围，被染成天蓝色。中淋巴细胞比红细胞大，细胞质较多，着色较浅，有的细胞质内可见少量细小的淡紫红色嗜天青颗粒。细胞核呈圆形或近似肾形，染色也很深。

（5）单核细胞　数目少，是血液中体积最大的一类细胞。细胞核多呈肾形或马蹄形，着色不如淋巴细胞深。细胞质呈浅灰蓝色，有的单核细胞的细胞质内也含有嗜天青颗粒。

3. 血小板　血小板为不规则形小体，直径2 ~ 3 μm，周围部分为浅蓝色，中央有细小的紫红色颗粒，往往聚集成群。

二、玻片标本观察

（一）平滑肌的观察

首先，观察平滑肌分离装片（HE染色），先用显微镜低倍镜寻找，找到平滑肌纤维后换用高倍镜。高倍镜下可见平滑肌纤维的整体形态。平滑肌纤维为长梭形。细胞核长椭圆形，位于细胞的中部。

然后，观察小肠横切片（HE染色）。

1. 低倍镜观察　在小肠壁找到染色较红的肌层，可见到平滑肌纵切、横切两种切面：平滑肌纵切面（即环形肌）在肌层近内腔面处，纤维呈梭形；平滑肌横切面（即纵形肌）在肌层近外膜处，纤维呈大小不等的圆形。

小肠横切片

2. 高倍镜观察　注意比较纵切面和横切面上的纤维形态特点。

（1）纵切面　平滑肌纤维为梭形。细胞核呈长椭圆形或杆状，被染成深蓝紫色，其宽度几乎等于平滑肌纤维的宽度。细胞质被染成红色。

（2）横切面　可见到许多被染成蓝紫色的圆形细胞核，其周围包有被染成红色的细胞质，这便是切到平滑肌纤维中间有细胞核部分的横切面。另外，还可见到大小不等、仅见红色细胞质的平滑肌纤维的横切面，这是因为没有切到细胞核。

（二）骨骼肌的观察

观察骨骼肌纵切片及横切片（铁苏木精染色），掌握骨骼肌纤维的一般形态（细胞核的位置及明暗相间的横纹）。

1. 低倍镜观察　找到纵切（肌纤维呈长条形）及横切（肌纤维呈多边形）的肌纤维。在肌纤维间有结缔组织和血管等结构。

2. 高倍镜观察　注意比较骨骼肌纤维纵切面、横切面上的形态特点。

（1）纵切面　骨骼肌纤维呈长条形，肌纤维外有肌膜，在肌膜内侧，有许多染成蓝紫色的卵圆形细胞核。肌原纤维沿着肌纤维长轴排列，有明显的横纹，染色深的为A带，染色浅的为I带。若切片质量和染色较好，还可看到I带内的Z线和A带内的H带（最好用油镜观察）。

骨骼肌纵、横切片

（2）横切面　骨骼肌纤维呈多边形或不规则圆形，外有肌膜。卵圆形的细胞核紧贴肌膜内侧。肌原纤维呈小蓝点状，在肌质内排列不均匀，所以在横切面上呈现出肌原纤维的小区。

（三）心肌的观察

观察心肌切片（HE染色）。

1. 低倍镜观察　在切片上区分心肌纤维纵、横、斜切面。纵切面心肌纤维为有分支的带状，横切面心肌纤维为不规则的圆形。

2. 高倍镜观察　在纵切面上，心肌纤维呈短圆柱形，有分支，各心肌纤维分支的末端可相互连接构成肌纤维网。细胞核呈卵圆形，位于纤维中央。当把显微镜的孔径光阑调小、光线调暗时，可见到心肌纤维的横纹，但不如骨骼肌纤维的横纹明显。在肌纤维及其分支上可见呈深粉色的梯形横线，即为闰盘。肌纤维之间有结缔组织及血管。在横切面上，心肌纤维为不规则的圆形。受切片切到或没切到细胞核的影响，心肌纤维有的有细胞核，有的无细胞核。

心肌切片

三、示范观察

（一）血细胞的电镜观察

1. 红细胞　观察红细胞扫描电镜照片，注意其表面观和侧面观的形态差异。

2. 嗜中性粒细胞　观察嗜中性粒细胞透射电镜照片。细胞质中有大量颗粒，可分为两种：颗粒体积较小，数量多，呈圆形、棒形、哑铃形的是特殊颗粒；颗粒体积较大，电子密度高，数量较少，呈圆形或椭圆形的是嗜天青颗粒。

3. 嗜酸性粒细胞　观察嗜酸性粒细胞透射电镜照片。细胞质中的颗粒较嗜中性粒细胞大，颗粒呈椭圆形，有膜包被，内含颗粒状基质和方形结晶体。

4. 嗜碱性粒细胞　观察嗜碱性粒细胞透射电镜照片。细胞质中的颗粒也较嗜中性粒细胞大，颗粒内充满细小的微粒。

5. 淋巴细胞　观察淋巴细胞透射电镜照片。细胞质内有大量的游离核糖体，其他细胞器不发达。

6. 单核细胞　观察单核细胞透射电镜照片。细胞表面有皱褶和微绒毛，细胞质内有许多吞噬泡及较小的嗜天青颗粒。细胞核偏位，染色质颗粒细而松散，细胞核电子密度低。

（二）骨骼肌纤维的电镜观察

观察收缩状态与舒张状态的骨骼肌纤维透射电镜照片，注意观察粗肌丝和细肌丝的分布，特别是收缩时肌节的变化及其变化出现在哪一带，以及哺乳动物横小管的位置。

思考题

1. 血细胞有哪几种类型，各类血细胞数量的正常值参考范围是多少？
2. 在光学显微镜下如何区分各种血细胞？
3. 在光学显微镜下如何辨认 3 种肌组织？

实验七

神经组织观察

【目的和内容】

1. 学习神经元涂片与运动终板压片标本的制作方法。

2. 掌握神经组织的组成特点，了解神经元和神经胶质细胞的结构和功能特点、种类和分类依据。了解尼氏体和神经原纤维的结构、功能和分布特点。

3. 联系神经末梢的功能，观察突触、有髓神经纤维、运动终板、环层小体、触觉小体的形态结构特点。

【材料和用具】

猪或牛的新鲜脊髓、幼兔肋间肌。

脊髓横切片（Cajal 银染色）、大脑皮质锥体细胞和小脑皮质梨状神经元切片（Golgi 法或 Cox 法染色）、坐骨神经纵切片及横切片（HE 染色）、肠系膜铺片（HE 染色）、皮肤切片（HE 染色或银染色）、坐骨神经纵切片（锇酸染色）。神经元胞体、突触、有髓神经纤维和运动终板的电镜照片。

1 g/L 亚甲基蓝溶液、95% 乙醇、氯化金、甲酸、蒸馏水、甘油。

解剖器、载玻片、盖玻片、甘油、单面刀片、镊子、显微镜。

【操作】

一、神经元涂片的制作与观察

1. 神经元涂片制作　将猪或牛的新鲜脊髓用单面刀片横切，辨认脊髓灰质前角，然后用镊子夹取少许脊髓灰质前角组织，置于洁净载玻片上涂片。待涂片干燥后，先滴加 95% 乙醇固定 1 ~ 2 min，再滴加 1 g/L 亚甲基蓝溶液染色 2 ~ 3 min，最后用清水冲洗掉染液，滴加甘油封片。

脊髓灰质前角运动神经元涂片

2. 低倍镜观察　可见染成深蓝色、具有多个突起的多极神经元。选一个比较大而清晰的神经元，换用高倍镜观察。

3. 高倍镜观察　神经元胞体呈多角形。在胞体内有圆球形、染色较浅的细胞核，其中央有一染成深蓝色的核仁。细胞质内含有许多不规则的、被染成深蓝色的小块，即尼氏体。胞体周围发出许多突起，大多为树突，因为轴突只有一根，所以在涂片上很难观察到。尼氏体在树突内为条状。胞体一侧呈圆锥形的区域因无尼氏体而着色较浅，此处即为轴丘。如看到与轴丘相连的突起，便可断定其为轴突。轴突及轴丘内无尼氏体。

二、运动终板压片标本的制作与观察

1. 氯化金法浸染肋间肌的制备　取幼兔的上位肋间肌，剪成小块浸入氯化金溶液（10 g/L 氯化金 8 mL，甲酸 2 mL，小火加温至煮沸后冷却），在暗处浸渍 20 ~ 60 min，使肋间肌呈棕黄色。蒸馏水速洗几次后浸入 20% 甲酸溶液（甲酸 10 mL，蒸馏水 40 mL）12 ~ 24 h，蒸馏水速洗几次，浸入甘油内保存。

2. 运动终板玻片标本的制作　夹取一小块经氯化金法浸染处理、浸泡于甘油中的兔肋间肌，置于载玻片上，加一滴甘油，盖上盖玻片，用手指轻压盖玻片，把肌组织压薄，便可用来观察。

运动终板压片

3. 显微观察　骨骼肌纤维呈浅蓝紫色，有的呈紫红色。肌纤维的横纹清晰可见。神经纤维呈黑色。神经纤维的末端为爪状分支，附于肌纤维表面，与肌纤维附着处形成的椭圆形板状隆起，即为运动终板。

三、玻片标本观察

（一）脊髓的观察

观察脊髓横切片（Cajal 银染色）。

脊髓横切片

1. 低倍镜观察　脊髓横切面中央呈“H”字形，被染成棕黄色的部分为灰质，灰质较宽的一端为脊髓灰质前角。在脊髓灰质前角处可见大而呈多角形、有突起的细胞，为多极神经元。找一个突起较多且切到细胞核的神经元，换用高倍镜观察。

2. 高倍镜观察　神经元胞体和突起内均有棕褐色、细丝状的结构，此即神经原纤维。神经原纤维在神经元胞体内排列成网状，在神经元突起内则平行排列。

大脑皮质切片

若切片银染色适当，还可观察到在神经元胞体或树突上有许多黑色小圈状或扣环状结构（形似蝌蚪），即为终扣，是光学显微镜下所见到的形成突触的部位。

小脑皮质切片

（二）大脑皮质的观察

观察大脑皮质锥体细胞切片（Golgi 法或 Cox 法染色）。这种染色使神经元及神经胶质细胞全被染为黑色，区分不出细胞核和细胞质。

1. 低倍镜观察　标本的浅层是皮质，在皮质内观察锥体细胞。锥体细胞的胞体形似圆锥，从其尖顶发出的最粗的一条树突为顶树突。顶树突反复分支，逐渐变细。另外还有一些较细的树突从胞体其他部位发出。若切片正好切到轴突，则可见一条轴突从锥体细胞的底部发出。

2. 高倍镜观察　观察树突的分支，可见其表面有许多鼓槌状小突起，即为树突棘。

（三）小脑皮质的观察

观察小脑皮质梨状神经元切片（Golgi 法或 Cox 法染色）。

1. 低倍镜观察　标本的浅层是皮质，在皮质内观察梨状神经元。梨状神经元的胞体大，似梨形或烧瓶状，从胞体一端发出 1 ~ 3 个粗大的树突。树突反复分支，形成扁柏树枝状。

2. 高倍镜观察　详细观察梨状神经元，从胞体发出树突的另一端可看到一条轴突，因切片关系，轴突有长有短。

（四）坐骨神经的观察

1. 坐骨神经纵切片（HE 染色）　观察和了解神经纤维的结构。

（1）低倍镜观察　可见神经纤维一条条较紧密地平行排列。选择一条切面较直的神经纤维，换用高倍镜观察。

神经干纵、横切片

（2）高倍镜观察　在每条神经纤维中央，可见一条紫红色的线条状结构，即为轴突。轴突外围包有髓鞘。髓鞘在制片过程中因类脂质被溶解而只剩下红色的蛋白质网状支架。髓鞘之外很薄的膜为神经膜。每条神经纤维上相隔一定的距离、由于髓鞘中断而形成的缩窄结构，即为郎飞结。两结之间的神经膜含有一个染成蓝紫色、椭圆形的神经膜细胞的细胞核，但在切片上不一定都能观察到。

2. 坐骨神经横切片（HE 染色）　观察和了解一条有髓神经纤维的结构。

（1）低倍镜观察　在整个神经的外面包有一层结缔组织，为神经外膜，其中含有血管及脂肪细胞等。血管随神经外膜的结缔组织伸入神经内，将神经分成许多大小不等的神经纤维束，包在每个神经纤维束周围的结缔组织为神经束膜。在每个神经纤维束内可看到许多小圆圈，即为神经纤维的横切面。每条神经纤维周围还包有一薄层结缔组织，为神经内膜。

（2）高倍镜观察　每条神经纤维在横切面上呈粗、细不等的圆圈状结构。圆圈状结构中央有紫红色的圆点，即为轴突。轴突外面围以浅红色网状或无色的区域，即为髓鞘。髓鞘外薄层圆圈状结构即为神经膜。如果切片正好切到神经膜细胞的细胞核，则可见被染成蓝紫色的细胞核。

（五）环层小体的观察

可用肠系膜铺片（HE 染色）或皮肤切片（HE 染色）观察环层小体。

在低倍镜下找到纵、横切面的环层小体。在纵切面上可见环层小体呈卵圆形。若切面切到环层小体的正中，则可见环层小体的中心为均质状的内轴（即内柱），其外周有多层扁平细胞形成的被囊。在横切面上被囊呈同心板层状。在环层小体一端可见一条有髓神经纤维，它在穿过结缔组织纤维板层时失去髓鞘。所以，在内柱中只能观察到被染为红色的轴突。

环层小体

触觉小体

（六）触觉小体的观察

可用皮肤切片（HE 染色或银染色）观察触觉小体。

1. 低倍镜观察　先找到皮肤的复层扁平上皮。在上皮下面即为皮肤的真皮乳头层。在乳头层处可找到与表皮呈垂直排列的卵圆形触觉小体。

2. 高倍镜观察　触觉小体外包有很薄的结缔组织被膜，其中含有横列的扁平细胞。银染色切片可见神经纤维呈黑色，盘曲在触觉小体内。

四、示范观察

1. 神经元胞体的电镜观察　观察神经元胞体透射电镜照片。细胞质内可见大量呈规则平行排列的粗面内质网、高尔基体、线粒体、微丝和微管等。细胞核染色质颗粒细小，均散分布。核仁明显，电子密度高。

2. 突触的电镜观察　观察突触透射电镜照片。注意观察突触前膜、突触间隙和突触后膜。靠近突触前膜可见许多小囊泡，即为突触小泡，另外还有数量不等的线粒体、微丝和微管。

3. 髓鞘切迹的观察　取坐骨神经纵切片（锇酸染色），用高倍镜观察，在髓鞘上可见漏斗状的裂隙，即为髓鞘切迹。

4. 髓鞘的电镜观察　用有髓神经纤维横切透射电镜照片观察，可见每个髓鞘横断面呈许多同心圆排列的螺旋膜板层状结构。

5. 运动终板的电镜观察　观察运动终板的透射电镜照片，可见其轴突终末与肌膜间有间隙，在轴突终末表面有神经膜细胞覆盖。接触轴突终末的肌膜向肌质内凹陷形成许多小皱褶。轴突终末含丰富的突触小泡、线粒体、微管和微丝等。肌膜下也含丰富的肌质、线粒体和较多的肌纤维细胞核。

星形胶质细胞

6. 神经胶质细胞的观察　用低倍镜观察大脑皮质锥体细胞切片（Golgi 法或 Cox 法染色），可见神经胶质细胞。神经胶质细胞有多种类型，这里只示范观察星形胶质细胞。星形胶质细胞胞体较大，有许多星状突起。

思　考　题

1. 解释神经元、神经纤维、神经原纤维、神经末梢、感受器和效应器的概念。
2. 试述突触的种类、结构和功能特点。
3. 如何在 HE 染色的切片中识别神经元？
4. 简要描述尼氏体在光学显微镜和电子显微镜下的结构特点。

实验八

细胞形态计量体视学参数的测算

【目的和内容】

细胞形态计量（cell morphometry）体视学参数的测算可以对细胞及其结构成分的形态进行定量分析。形态定量分析的目的，是从二维图像推导出三维结构参数，所用的方法是体视学（stereology）方法。通过本实验，可了解常用的细胞形态计量体视学参数的测算方法。

【材料和用具】

显微玻片标本或电镜照片。

透明胶片、测微尺、三角尺、绘图纸、绘图笔、计算器、显微镜。

【操作】

一、测试样本的准备

细胞形态计量体视学参数的测算，可用显微玻片标本或电镜标本，在光镜和电镜下分别进行细胞结构成分的测算。

测试样本的取样，要保证来自测试对象的不同个体、不同组织块，并且随机取样。一般测试的样本数要在25个以上，可采用以下方法取样：取5个不同个体的某一组织为材料，经制片得到5个组织包埋块，每个组织包埋块随机取5片切片制成待测标本，再对每个待测标本随机选取1个含欲测算结构的视野，直接观察或拍成照片作为测试的样本，这样可得到25个测试样本。要增加样本数一般应尽量增加个体数，增加同一个体的视野数意义不大。对每个样本的观察或摄影要保证在相同的放大倍数下进行。

显微玻片标本可在显微镜下直接测算，也可拍成照片测算。电镜标本一般用照片进行测算。对观察标本放大倍数的选择要能充分显示欲测算结构。

二、测试格

形态计量体视学参数的测算建立在测试点、线、面与结构之间相互关系的基础上，根据相应形态计量体视学参数测算公式的要求，利用测试格来获取测算的基本要素。测试格按不同的测算需要，可设计制作成多种形式，常用的主要有正方测试格和短线测试格两种。

（一）正方测试格

正方测试格是将一个大正方形的区域作为测试范围（图 8–1），四周的虚线即为测试格的边线，所围成的正方形就是测试面积。正方形中部是小正方格，四周是半个小正方格，四角是 1/4 个小正方格。纵、横实线是测试线，纵线的总长与横线的总长相等。纵、横实线的交点是测试点（图 8–1 中共有 100 个测试点）。若小正方格的边长为 d，则每个测试点相关联的测试线长为 $Z = 2d$，测试面积为 d^2（即为图 8–1 中的斜线阴影部分）。设正方测试格的总测试点为 P_T（图 8–1 中 $P_T = 100$），则正方测试格的总测试线长度 $L_T = P_T \cdot 2d$，总测试面积 $A_T = P_T \cdot d^2$。

（二）短线测试格

短线测试格也称多能测试格。短线测试格四周虚线包围的是测试面积（图 8–2），其内分布着按一定规律排列的、长度为 d 的测试短线。短线测试格内的全部短线均为测试线，每个短线的两个端点都是测试点。测试点按六角点阵排布，每个测试点周围有 6 个距离相等的测试点。测试格中，上下相邻的 3 个短线端点的连线构成一个内角为 60° 的等边三角形。水平相邻的两个短线相邻端点的间隔为 d，上下相邻短线间的垂直距离为 $\sqrt{3}\,d/2$。最上、最下两行测试线与上、下虚线边界间的垂直距离为 $\sqrt{3}\,d/4$。由上至下，单行最左侧的短线左端点与左虚线边界的间距为 $d/4$，最右侧的短线右端点与右虚线边界的间距为 $3d/4$，双行则恰好相反。短线测试格每个测试点相关联的测试线长为 $Z = d/2$，相关联的测试面积为上下相邻短线及其端点连线构成的一个等边平行四边形（即为图 8–2 中的斜线阴影部分），为 $\sqrt{3}\,d^2/2$。设短线测试格的总测试点为 P_T（图 8–2 中 $P_T = 36$），则短线测试格的总测试线长度 $L_T = P_T \cdot d/2$，总测试面积 $A_T = P_T \cdot \sqrt{3}\,d^2/2$。

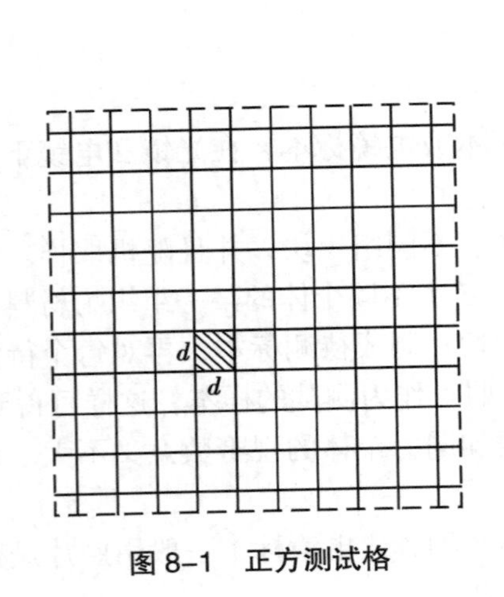

图 8–1　正方测试格

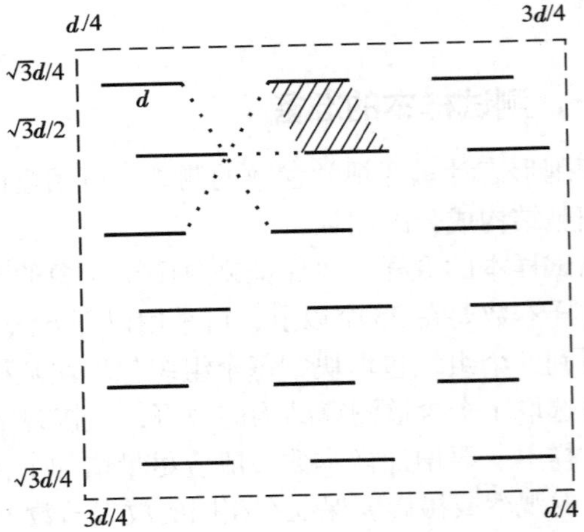

图 8–2　短线测试格

（三）测试格的制作

测试格的制作根据测试样本的不同而有差异。

1. 显微镜下直接测试的测试格制作　这种测试格是把测试格制成目镜测微尺的形式，放在目镜的视场光阑处，经物镜测微尺标定其测试线表示的数值大小后，即可用于测试。这种测试格可在市面上购买现成产品，按目镜光阑的大小剪下测试格，放入目镜视场光阑处即可。

2. 照片上测试的测试格制作　这种测试格可用于光镜或电镜照片的测试，制作也很方便，方法是：将所需的测试格按测试照片的大小或略小于测试照片的大小，绘在一张白纸上，然后把绘好的测试格复制在透明胶片上，即得到透明的测试格，测试时将其叠放在需测试的照片上即可。

三、测试的基本方法

细胞形态计量测试的基本方法比较简单，根据不同形态计量体视学参数测算的要求，所用到的基本方法也不相同。这里介绍点计数法（point counting method）和交点计数法（intersection point counting method）两种基本方法。

（一）点计数法

点计数法就是计算测试对象上的测试点数。例如，图 8–3 中，细胞核中的测试点数为 4，细胞中的测试点数为 19。通过点计数法可导出形态计量中很多有意义的比值或形态计量体视学参数。图 8–3 中，细胞核对于细胞的点密度（P_p）为 4/19。

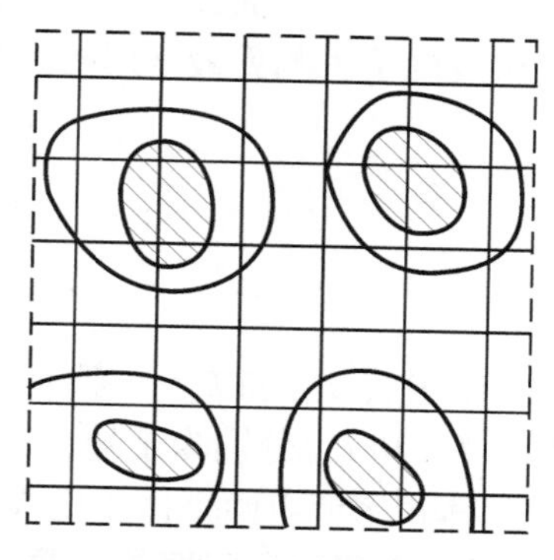

图 8–3　正方测试格中的测试对象

（二）交点计数法

交点计数法是计算测试对象周界线与测试线相交的点的数值。例如，图 8–3 中，细胞核的交点数为 16。通过交点计数法，也可导出形态计量中很多有意义的比值或形态计量体视学参数。交点计数法可推导出交点密度（I_l），即单位测试线上具有的交点数。

四、体视学参数的测算

体视学参数包括的范围较广，我们这里只介绍体积密度（V_v）和表面积密度（S_v）两个密度参数的测算方法，以了解体视学参数测算的基本原理与方法。

体视学参数测算的基本原理是：形态结构的空间分布与其平面的图形特征密切相关，通过对平面图形上面积、长度或数目的计数与测算，根据相应的数学关系式进行推导，可以得出形态结构空间分布的参数值。这种方法虽不能得出形态结构的具体形态，但可推导出较多定量的结构信息，并且用数学方法推算可避免传统形态学描述的主观性。

（一）体积密度的测算

体积密度是指单位参照体积中，某结构平均所占的体积，用公式表示为：

$$V_v = V_x / V_c$$

式中，V_x 为某结构的体积，V_c 为测算范围的体积。

测算范围也称参照系（reference system）。参照系的选择视具体情况而定。例如，对于细胞核与细胞质的测算，可取细胞为参照系。对于细胞核内各结构成分（如核仁等）的测算，可取细胞核为参照系。

要直接测量 V_x 和 V_c 是难以做到的，但根据体视学的 Delesse 原理及相关的推算，可以得出：

$$V_v = A_a = P_p$$

式中，A_a 为面积密度，$A_a = A_x / A_c$，A_x 为某结构的截面面积，A_c 为参照系的截面面积；P_p 为点密度，$P_p = P_x / P_c$，P_x 为某结构的测试点数，P_c 为参照系的测试点数。所以体积密度可通过测量或计数某结构和参照系的截面面积或测试点数得到。这种测算是在多个随机取样的样本上进行的，若用 n 表示样本数（视野或照片数），第 i 幅图像上某结构的截面面积为 A_{xi}，参照系的截面面积为 A_{ci}，某结构的测试点数为 P_{xi}，参照系的测试点数为 P_{ci}，则：

$$V_v = \frac{\sum_{i=1}^{n} A_{xi}}{\sum_{i=1}^{n} A_{ci}} = \frac{\sum_{i=1}^{n} P_{xi}}{\sum_{i=1}^{n} P_{ci}}$$

上式中，截面面积用手工方法也不易测得，而测试点数通过测试格是较易获得的，故体积密度的手工测算最常用的方式就是利用下式进行计算：

$$V_v = \frac{\sum_{i=1}^{n} P_{xi}}{\sum_{i=1}^{n} P_{ci}} = \frac{P_{x1} + P_{x2} + \cdots + P_{xn}}{P_{c1} + P_{c2} + \cdots + P_{cn}}$$

式中，P_{x1}、P_{x2} 和 P_{xn} 分别为 1 号、2 号和 n 号样本（视野或照片）中某结构的测试点数，P_{c1}、P_{c2} 和 P_{cn} 分别为 1 号、2 号和 n 号样本中参照系中的测试点数。

体积密度由两个体积比构成，没有单位，其大小可用百分数或小数表示。

（二）表面积密度的测算

表面积密度是指单位参照体积中，某结构表面积的多少，用公式表示为：

$$S_v = S_x / V_c$$

式中，S_x 为某结构的表面积，V_c 为参照系的体积。根据体视学的有关推算，可得出表面积密度与交点密度间的关系式为：

$$S_v = 2I_l$$

式中，I_l 为交点密度。$I_l = I_x / L_c$，I_x 为某结构的交点数，L_c 为参照系中测试线的长。$L_c = ZP_c$，Z 为参照系中每个测试点代表的长度，P_c 为参照系中测试点数。因此可得出表面积密度与参照系的测试点数和某结构的交点数之间的关系为：

$$S_v = 2I_l = 2I_x / L_c = 2I_x / (ZP_c)$$

由上式可知，通过计数某结构的交点数和参照系的测试点数，即可推算出表面积密度。与体积密度测算一样，表面积密度的测算也是在 n 个样本中进行的，故：

$$S_v = \frac{2\sum_{i=1}^{n} I_{xi}}{Z\sum_{i=1}^{n} P_{ci}} = \frac{2(I_{x1} + I_{x2} + \cdots + I_{xn})}{Z(P_{c1} + P_{c2} + \cdots + P_{cn})}$$

式中，I_{x1}、I_{x2} 和 I_{xn} 分别为 1 号、2 号和 n 号样本中某结构的交点数，P_{c1}、P_{c2} 和 P_{cn} 分别为 1 号、2 号和 n 号样本中参照系中的测试点数。

表面积密度的单位为面积单位与体积单位之比。如采用的度量单位是 μm，则表面积密度的单位为 $\mu m^2/\mu m^3$。

表面积密度测算时，要特别注意其推算公式中的 Z，其代表的是每个测试点代表的长度（如正方测试格 Z 等于测试线长的 2 倍，短线测试格 Z 等于测试线长的 1/2）。若用照片作为样本，更要注意此时的 Z 为测试格上测试线的长度除以照片的放大倍数，即测试线所代表的实际长度。

请按上述体积密度和表面积密度的测算公式和测算方法，测算出本次实验所提供样本的体积密度和表面积密度。

思　考　题

1. 细胞形态计量体视学参数测算的基本原理是什么？

2. 列表记录你所测算的各个样本的 P_x、P_c、I_x 和 Z 的数值，并用相应公式推算出 V_v 和 S_v 的值。

实验九

骨骼观察

【目的和内容】

1. 观察人类骨骼的一般形态结构、组成及构造特点，并与四足哺乳动物的骨骼进行比较。

2. 观察典型椎骨的一般形态结构和各部椎骨的特征，了解脊柱、胸廓的组成及结构特征。

3. 观察成人颅骨的组成和结构特征，并对照新生儿颅骨进行比较。

4. 观察上、下肢骨的组成和结构特点，了解骨盆、足弓的组成，比较男女骨盆的性别差异。

5. 观察主要关节的组成，了解关节与运动功能相适应的结构特点。

【材料和用具】

人体全身骨架标本及各部分骨骼标本、脱钙骨和炭化骨（骨灰）标本、幼儿股骨纵剖浸制标本、新生儿颅骨标本、腰部脊柱纵切浸制标本、肩关节解剖浸制标本、肘关节解剖浸制标本、髋关节解剖浸制标本、膝关节解剖浸制标本、骨盆解剖浸制标本、足弓解剖浸制标本、兔或狗的骨架标本。

解剖器、解剖盘等。

【操作】

骨骼标本经过清洁和消毒处理后对人体是无害的。实验过程中要爱护标本，应轻拿轻放，不要用力碰击，以免损毁标本。取拿颅骨标本时，可用示指钩住标本颧弓或枕骨大孔，切忌用拇指及示指伸入眶和鼻腔拿取颅骨标本，以免损坏鼻腔和眶壁。不要往标本上刻划、涂抹或注字。

一、骨的形态、构造和成分

（一）骨的形态

从人体骨架标本上分辨长骨、短骨、扁骨和不规则骨，观察其形态及分布。有些不规则骨的内部有含气的空腔，称为含气骨。

（二）骨的构造

观察幼儿股骨纵剖浸制标本及成人股骨纵行锯开标本。长骨的两端称骺，中间部分称骨干。骨的外面包有一层致密结缔组织，即骨外膜。骨外膜内面是骨质，外层骨质致密、较厚，是骨密质，内层骨质较疏松，由许多骨小梁以一定方向交织而成，为骨松质。骨干表面可见 1 ~ 2 个小孔，称为滋养孔。骨干中间的空腔称髓腔。髓腔和全部骨松质的空隙内，在生活状态都充满骨髓。观察幼儿股骨，可见骺与骨干之间有一薄层软骨，即骺软骨。观察成人股骨，可见骺软骨已骨化，仅在原骺软骨处留一骨质线，称骺线。

取颅骨剖面标本观察，可见骨密质分为内板和外板。内、外两板之间的骨松质称板障。

（三）骨的成分与特征

观察经过稀盐酸处理的脱钙骨标本，可见骨虽保持外形完整，但非常柔软并富有弹性。观察经过燃烧除去有机质的炭化骨（骨灰）标本，可见骨在外形上仍保持原形，但非常酥脆，易断裂。

二、脊柱

（一）脊柱的组成

在人体全身骨架标本上观察脊柱的形态和组成。脊柱由颈椎（7 块）、胸椎（12 块）、腰椎（5 块）、骶骨（1 块）和尾骨（1 块）组成。

（二）椎骨的一般形态

观察一块胸椎，了解椎骨的一般形态。辨认椎体、椎弓和椎孔。由椎弓发出棘突（1 个）、横突（1 对）、上关节突（1 对）和下关节突（1 对），在上、下关节突的表面均有一关节面。在椎弓根有上切迹和下切迹。观察椎间孔是怎样形成的。

（三）各部椎骨的主要特征

取颈椎、胸椎、腰椎、骶骨和尾骨标本进行观察，比较它们的异同。

1. 颈椎　椎体小，椎孔较大，横突有横突孔，第 2 ~ 6 颈椎棘突短，末端分叉。寰椎（即第 1 颈椎）由前弓、后弓和两个侧块组成，无椎体、棘突和关节突。枢椎（即第 2 颈椎）的椎体向上伸出齿突。隆椎（即第 7 颈椎）棘突特别长，末端不分叉，活体易于触及。

2. 胸椎　椎体的两侧有上、下肋凹，横突末端有横突肋凹，棘突长，斜向后下。

3. 腰椎　椎体大，椎孔呈三角形，棘突宽而短，呈板状，伸向后方。

4. 骶骨　由 5 块骶椎愈合而成，呈三角形，底朝上，尖朝下。盆面凹陷，可见 4 对骶前孔。背侧面隆凸，可见正中线有骶正中嵴，嵴外侧有 4 对骶后孔。骶前、后孔均通骶管，骶管下端的裂孔称骶管裂孔。骶骨侧部上部有耳状面。

5. 尾骨　由 3 ~ 5 块尾椎愈合而成。

（四）椎骨的连接

取一段腰部脊柱纵切浸制标本进行观察。相邻两个椎骨的上、下关节突组成椎间关节。相邻两椎体之间有椎间盘。椎间盘周围是数层纤维环，由纤维软骨组成，内部有胶状物质，称髓核。请你观察并思考椎间盘对脊柱的连接和运动有何意义。在椎体的前、后有前纵韧带和后纵韧带，在棘突末端有棘上韧带。

（五）脊柱的生理性弯曲

观察人类脊柱的侧面，对照兔或狗的脊柱标本进行比较。注意观察人类脊柱的生理性弯曲各位于何处。

三、胸廓

（一）胸廓的组成

在人体全身骨架标本上观察胸廓的组成。胸廓由12块胸椎、12对肋骨及1块胸骨组成。上7对肋骨以肋软骨连于胸骨，为真肋；下5对肋骨不与胸骨直接相连，为假肋；第11、12对肋骨前端游离，为浮肋。注意观察人类胸廓的形态，对照兔或狗的胸廓标本进行比较观察，了解人类胸廓的特征。

（二）肋骨

取一块典型肋骨观察，区分肋体、肋结节、肋颈和肋头。

（三）胸骨

取胸骨标本观察。胸骨可分为胸骨柄、胸骨体和剑突3部分。胸骨柄上缘为颈静脉切迹，该切迹两侧为锁切迹，再向下为第1肋切迹。在胸骨柄与体交界处向前微凸的角度为胸骨角。在活体上可触摸到胸骨角。胸骨体的两侧有多对切迹，为肋软骨连结处。

四、颅骨

（一）颅骨的组成

用颅骨标本及颅骨分离标本观察颅骨的组成及各块颅骨的形态。颅骨可分为脑颅和面颅两部分。脑颅由8块骨组成，计有枕骨（1块）、额骨（1块）、顶骨（2块）、颞骨（2块）、蝶骨（1块）、筛骨（1块）。面颅由15块骨组成，计有上颌骨（2块）、颧骨（2块）、鼻骨（2块）、泪骨（2块）、腭骨（2块）、下鼻甲（2块）、犁骨（1块）、下颌骨（1块）、舌骨（1块）。额骨、筛骨、蝶骨和上颌骨内有含空气的腔，均与鼻腔相通，称为鼻旁窦。

（二）颅的整体观察

除下颌骨和舌骨外，颅骨借膜、缝和软骨结合成一整体。

1. 颅的顶面观　辨认冠状缝、矢状缝和人字缝。

2. 颅底内面观　用锯开颅盖的颅骨标本观察。可见颅底的内面从前向后形成前、中、后3个窝。颅前窝位置较高，容纳大脑半球的额叶，中部有鸡冠和筛板。筛板上有许多筛孔，为嗅神经通过处。颅中窝较颅前窝低，容纳颞叶。颅中窝中央有蝶鞍，其上面中央有垂体窝，窝的前外侧有视神经管，通眶腔。颅中窝的外侧部有些裂和孔。眶上裂为颅腔与眶之间的裂隙，有神经、血管通过。蝶鞍两侧，从前内向后外依次有圆孔、卵圆孔和棘孔。蝶鞍的后部两侧有破裂孔，破裂孔壁上有颈动脉管内口，管内有颈内动脉通过。颅后窝最深，容纳小脑、脑桥和延髓。颅后窝的中央有枕骨大孔。孔前上方有斜坡，孔前外侧缘有舌下神经管内口，孔后方有一枕内隆凸。由此向两侧续于横窦沟，继而弯曲为乙状窦沟，末端终于颈静脉孔。颈静脉孔的前上有内耳门，通内耳道。

3. 颅底外面观　颅底后部中央有枕骨大孔。孔后方有枕外隆凸，孔前外侧有枕髁。枕髁前外侧有舌下神经管外口，外侧有颈静脉孔，孔的前方有颈动脉管外口，外侧有茎突。茎突外侧有乳突。茎突、乳突根部之间有茎乳孔。乳突前方有下颌窝。颅底前部中央有硬腭。硬腭后上方有左、右鼻后孔。

4. 颅的前面观　颅的前面可见两眶和骨性鼻腔。眶呈四面锥体形，尖向后内，有视神经管通颅腔。眶内侧壁前缘处有泪囊窝，向下续鼻泪管，通入鼻腔。眶外侧壁的后部上有眶上裂通颅腔，下有眶下裂通颞下窝。骨性鼻腔前有梨状孔，后有鼻后孔，中间有骨性鼻中隔将鼻分成左、右两半；外侧壁上有上、中、下鼻甲。

5. 颅的侧面观 颅侧面中部有外耳门。外耳门前方有颧弓，后方有乳突。颧弓上方为颞窝，下方为颞下窝。额骨、顶骨、颞骨、蝶骨会合处称翼点。

（三）新生儿颅骨

取新生儿颅骨标本观察，并与成人颅骨进行比较，了解新生儿颅的特征。请你观察新生儿的脑颅与面颅在比例上有何特征，并尝试辨认前囟、后囟、前外侧囟和后外侧囟的位置。

五、上肢骨及其连接

（一）上肢骨的组成

观察人体全身骨架标本和分离上肢骨标本。上肢骨由上肢带骨和自由上肢骨组成。

1. 上肢带骨 上肢带骨包括锁骨和肩胛骨，观察它们的位置及与其他骨相关节的情况。

（1）锁骨 全骨呈“~”形，分辨粗大的胸骨端和扁平的肩峰端。锁骨上面光滑、下面粗糙，内侧凸向前、外侧凸向后。辨别锁骨的左、右侧。

（2）肩胛骨 三角形扁骨，分辨二面（前、后面）、三缘（上、外、内侧缘）和三角（内侧、外侧、下角）。外侧角有一个梨状浅窝，称关节盂。上缘的外侧端有喙突，背侧面有肩胛冈，其游离端为肩峰。肩胛冈上、下的浅窝，分别称冈上窝和冈下窝。

2. 自由上肢骨 自由上肢骨包括肱骨、桡骨、尺骨和手骨。

（1）肱骨 分为一体和上、下端。肱骨上端有半球形的肱骨头。肱骨头周围的浅沟为解剖颈，前方有小结节，外侧有大结节，两结节间有一浅沟，为结节间沟。上端与体交界处有外科颈。肱骨体中部外侧有“V”字形三角肌粗隆，其下方为桡神经沟。肱骨下端较扁，向两侧膨出的突起为内上髁和外上髁，在活体的肘部均可摸到。下端关节面的内侧部较大，与尺骨相关节为肱骨滑车。外侧部较小，略呈球形为肱骨小头。滑车前面上方有冠突窝，后面上方有鹰嘴窝。

（2）桡骨 上端为桡骨头。桡骨头上面有关节凹，桡骨头周围有环状关节面。桡骨头下方略细的部分称桡骨颈，颈的内下有桡骨粗隆。下端外侧有桡骨茎突，内侧有尺切迹，下面有腕关节面。

（3）尺骨 上端粗大，前下方有冠突，后上方有鹰嘴，两者之间有滑车切迹。冠突下方有尺骨粗隆，冠突外侧有桡切迹。下端为尺骨头。尺骨头周围有环状关节面，后内侧的突起称尺骨茎突。

（4）手骨 分腕骨、掌骨和指骨。腕骨共 8 块，排成两列：近侧列从桡侧至尺侧为手舟骨、月骨、三角骨和豌豆骨；远侧列从桡侧至尺侧为大多角骨、小多角骨、头状骨和钩骨。掌骨有 5 块。指骨共 14 块，拇指 2 节，其余 4 指均为 3 节。注意观察第 1 掌骨与大多角骨关节面的形状，判断它属于哪种类型的关节。

（二）上肢骨的主要连接

取肩关节和肘关节解剖浸制标本观察。

1. 肩关节 肩关节为肩胛骨的关节盂和肱骨头所组成的典型球窝关节。关节盂边缘有软骨构成的盂唇，使关节盂略有加深。关节囊较松弛，韧带少。请你思考，与肩关节运动灵活相关的结构特点是什么？

2. 肘关节　肘关节是一个复关节，由肱尺、肱桡、桡尺近侧3组关节包在一个关节囊内所组成。关节囊较松弛，两侧有韧带加强。

六、下肢骨及其连接

（一）下肢骨的组成

观察人体全身骨架标本和分离下肢骨标本。下肢骨由下肢带骨和自由下肢骨组成。

1. 下肢带骨　下肢带骨即髋骨，左、右各一，上部扁阔，中部窄厚。髋骨中部外面有一深窝，称髋臼，下部有闭孔。髋骨在幼儿时可分为髂骨、耻骨、坐骨3部分，它们借软骨连结在一起，成年后骨化愈合。

髂骨构成髋骨上外侧部，分髂骨体和髂骨翼。髂骨翼上缘称髂嵴，嵴前、后端均有突出的髂前上棘和髂后上棘。两棘下方，各有髂前下棘和髂后下棘。髂后下棘的下方为坐骨大切迹。髂骨翼内面的浅窝称髂窝，髂骨翼后下方有粗糙的耳状面。坐骨组成髋骨下部，分坐骨体和坐骨支。坐骨体与坐骨支结合处的后方，有坐骨结节。耻骨组成髋骨的前下部，可分耻骨体和耻骨上、下支。耻骨上、下支交界处的内侧面，有耻骨联合面。

2. 自由下肢骨　自由下肢骨包括股骨、髌骨、胫骨、腓骨和足骨。

（1）股骨　分一体和上、下两端。上端呈球形，为股骨头，与髋臼组成髋关节。股骨头下方缩细，为股骨颈。颈与体交界处有两个突起，称为大转子和小转子。股骨体呈圆柱状。股骨下端向左、右膨大形成内侧髁和外侧髁，内、外侧髁侧面分别有内上髁和外上髁。内、外侧髁后部之间为髁间窝，后下和前面都是关节面，下接胫骨内、外侧髁。

（2）髌骨　为人体内最大的籽骨，分布在股四头肌腱内，参与组成膝关节。

（3）胫骨　位于小腿内侧，分一体和上、下两端。上端膨大，向两侧形成内侧髁和外侧髁，上端前面的隆起称胫骨粗隆，外侧髁的后下方有腓关节面。胫骨体呈三棱柱状，活体在皮下可摸到胫骨前嵴。下端内侧向下的突起称内踝，外侧有腓切迹，与腓骨相接，下端下面有关节面与跗骨相关节。

（4）腓骨　细长，位于胫骨外侧，分一体和上、下两端。上端较粗，为腓骨头，上有腓骨头关节面与胫骨相关节。腓骨体呈三棱形，下端稍尖，称外踝。

（5）足骨　分为跗骨、跖骨、趾骨。跗骨7块，分为距骨、跟骨、骰骨、足舟骨，以及内侧、中间、外侧楔骨。跖骨5块，分为底、体、头3部，其底与骰骨、楔骨相关节，跖骨头与趾骨相关节。趾骨14块，除拇趾为2节外，其余4趾各有3节。

（二）下肢骨的主要连接

取髋关节、膝关节、骨盆和足弓的解剖浸制标本进行观察。

1. 髋关节　髋关节由髋臼与股骨头的关节面组成。髋臼边缘有髋臼唇附着，使髋臼加深。股骨头的关节面几乎都被关节软骨所遮盖。股骨头大部分进入髋臼中形成杵臼关节。髋关节囊内和周围有韧带加强，如股骨头韧带、髂股韧带和轮匝带等。

2. 膝关节　膝关节是全身最大且构造最复杂的关节，由股骨下端与胫骨上端及髌骨所组成。膝关节是屈戍关节（又称滑车关节），关节囊的前壁是股四头肌腱、髌骨和髌韧带。关节腔内有前、后交叉韧带，还有一对纤维软骨板，称内、外侧半月板。关节囊两侧分别有胫侧副韧带和腓侧副韧带。

3. 骨盆　骨盆由左右髋骨、骶骨和尾骨，以及连接它们的关节、韧带和软骨组成。左、右耻骨下支间的夹角称耻骨下角。由于女性骨盆是胎儿孕育和娩出的产道，男、女骨盆有明显的性别差异，可对照男性和女性骨盆标本进行比较。

4. 足弓　足弓是跗骨和跖骨借关节、韧带、腱共同构成的一凸向上方的弓，可分为外侧纵弓、内侧纵弓和横弓。外侧纵弓较低，内侧纵弓较高。请你对照兔或狗的足骨观察，理解人类足弓的特征及意义。

思 考 题

1. 联系人类直立特点，比较人的胸廓、脊柱、足部与其他四足哺乳动物有什么不同？

2. 人类颅骨由哪些骨组成？

3. 绘制肱骨和股骨前面观的模式图，并注明其主要结构的名称。

实验十

骨骼肌观察

【目的和内容】

骨骼肌是主要分布在全身躯干和四肢的肌组织，一般附着于骨。观察、了解主要骨骼肌的形状、一般结构、所在部位、起与止及辅助装置，并联系人类直立行走、语言和运动等因素来理解人类肌组织的特点。对于浅层主要肌，可联系其在活体上的体表部位，进一步理解肌的起止与功能。

【材料和用具】

人体全身肌解剖标本、局部肌解剖标本及模型。

解剖器、解剖盘等。

【操作】

一、肌的形状和结构

在人体全身肌解剖标本上观察以下各肌：缝匠肌、腹直肌、腹外斜肌、眼轮匝肌、二腹肌、肱二头肌、肋间肌。了解它们的形状和结构特点，辨认它们各属于哪一种形状的肌。

二、肌的辅助装置

（一）筋膜

用股部肌解剖标本观察，可见筋膜分为浅、深两层。浅筋膜位于皮肤真皮下面，包被整个身体，由疏松结缔组织构成，内含脂肪、血管、淋巴管和神经。深筋膜位于浅筋膜的深面，由致密结缔组织构成，覆盖于肌的表面并深入各肌之间，分别包裹各肌、大血管和神经干形成鞘状结构。四肢的深筋膜插入肌群之间，并附着于骨，构成肌间隔。

（二）滑膜囊

用膝部肌、关节解剖标本观察髌上囊，以了解滑膜囊的一般结构。滑膜囊为一密闭的结缔组织扁囊，多存在于肌、腱与骨面之间，以减少运动时的摩擦。有的滑膜囊与关节腔相通，有的独立存在。

（三）腱鞘

用手部肌解剖标本观察腱鞘。腱鞘多包绕在手、足部活动较大的腱周围，为双层套筒状结构，两端封闭。腱鞘分为内外两层，内层贴于腱表面，外层与周围韧带或骨面连接。腱鞘使腱固定于一定的位置，并减少腱与骨面的摩擦。

三、头颈肌

取头、颈部肌解剖标本观察，分辨头、颈部肌群，重点观察眼裂与口裂周围的面肌、运动下颌关节的咀嚼肌，以及颈部的胸锁乳突肌。

（一）头肌

头肌分为面肌和咀嚼肌两类。

1. 面肌　面肌属于皮肌，多起自颅骨，止于面部皮肤，主要分布于眼裂、口裂和鼻孔周围，在口裂周围最发达。观察时注意辨别眼轮匝肌、口轮匝肌。

2. 咀嚼肌　咀嚼肌包括咬肌、颞肌、翼外肌和翼内肌。它们均配布于下颌关节的周围，参与咀嚼运动。请你主要观察颞肌和咬肌的位置和起止。

（二）颈肌

颈肌可根据其所在位置分为颈浅肌群，舌骨上、下肌群和颈深肌群。胸锁乳突肌位置表浅，斜列于颈部两侧，为颈部强有力的肌，可作为颈部的表面标志。它起自胸骨柄前面和锁骨胸骨端，肌束斜向后上，止于颞骨乳突。

四、躯干肌

取躯干部肌解剖标本，观察背肌、胸肌、膈肌和腹肌。

（一）背肌

背肌主要观察下列 3 对肌。

1. 斜方肌　斜方肌位于项部和背上部的浅层，为三角形的阔肌，两侧相合为斜方形，起于枕外隆凸、上项线、项韧带、隆椎及全部胸椎棘突，止于锁骨的外侧 1/3 部分、肩峰及肩胛冈。

2. 背阔肌　背阔肌居背部下方，为三角形阔肌，以腱膜起于下 6 个胸椎棘突和全部腰椎棘突及髂嵴，止于肱骨小结节嵴。

3. 竖脊肌　竖脊肌是背肌中最长、最粗大的肌，纵列于脊柱两侧，起自骶骨背面和髂嵴后部，向上分出很多棘肌，沿途止于椎骨和肋骨，并到达颞骨乳突。此肌为强有力的伸肌，对保持人体直立姿势有重要作用。

（二）胸肌

胸肌主要观察下列肌。

1. 胸大肌　胸大肌位于胸前部浅层，起于锁骨内侧半、胸骨和第 1 ~ 6 肋软骨，肌束向外上集合，移行为扁腱，止于肱骨大结节嵴。

2. 肋间外肌　肋间外肌位于各肋间隙的浅层，起自肋骨下缘，肌束斜向前下，止于下一肋骨的上缘。

3. 肋间内肌　肋间内肌位于肋间外肌的深面，肌纤维连接相邻两肋骨，肌束方向与肋间外肌相反。

（三）膈肌

膈肌（也可简称为膈）位于胸廓下口，分隔胸腔与腹腔，为呈圆顶形的宽薄阔肌。膈肌向上膨隆呈穹隆状，周围为肌性，中央为腱性，称中心腱。膈肌上有主动脉裂孔、食管裂孔及腔静脉孔。主动脉裂孔有主动脉及胸导管通过，食管裂孔有食管及迷走神经通过，腔静脉孔有下腔静脉通过。

（四）腹肌

腹肌主要观察下列组织结构。

1. 腹外斜肌　腹外斜肌位于腹前外侧部的浅层，为一阔肌，起于下8肋，肌束由外上斜向前内下方，一部分止于髂嵴，其余移行为腱膜，经腹直肌的前面至腹正中线，在此与对侧的腹外斜肌腱膜相交织而成为一条腱性狭带，称白线。腱膜的下缘增厚，附着于耻骨结节和髂前上棘之间，为腹股沟韧带。在耻骨结节外上方，腱膜形成的三角形裂孔，称为腹股沟管浅环。

2. 腹内斜肌　腹内斜肌位于腹外斜肌深面，起自胸腰筋膜、髂嵴和腹股沟韧带。肌束呈扇形，斜向前上方，一部分纤维止于下位肋骨，一部分肌束向前移行为腱膜。腱膜至腹直肌外缘分成前、后两层包囊腹直肌，参与形成腹直肌鞘，止于白线。

3. 腹横肌　腹横肌位于腹内斜肌深面，起自下位肋骨、胸腰筋膜、髂嵴及腹股沟韧带，肌束横行向前，延为腱膜。腱膜越过腹直肌鞘后面，止于白线。腹横肌内面贴附有一层筋膜，在腹股沟韧带中点上方，由于精索在此处通过而使该筋膜突起向外形成突口，此处称为腹股沟管深环。

4. 腹直肌　腹直肌位于腹正中线的两侧，为腹直肌鞘包囊，起于耻骨联合和耻骨嵴，止于第5～7肋软骨和胸骨剑突。肌的全长被3～4条横行的腱划所中断，它是肌节愈合的痕迹。

5. 腹股沟管　腹股沟管为腹前壁下部，男性精索或女性子宫圆韧带所通过的一条裂隙，是由腹壁肌和腱膜组成的一个潜在性裂隙。该管有内、外两口，即腹股沟管深环和腹股沟管浅环。

五、上肢肌

取上肢肌解剖标本观察。上肢肌分为上肢带肌、臂肌、前臂肌和手肌。

（一）上肢带肌

上肢带肌配布于肩关节周围，使肩关节运动，有三角肌、冈上肌、冈下肌、小圆肌、大圆肌和肩胛下肌。此处主要观察三角肌。

三角肌起于锁骨外侧段、肩峰和肩胛冈，肌束从前、外、后面包裹肩关节，逐渐向外下方集中，止于肱骨三角肌粗隆。

（二）臂肌

臂肌分为前、后两群。前群主要有肱二头肌和肱肌，主要作用是屈肘关节。后群有肱三头肌，主要作用是伸肘关节。

1. 肱二头肌　肱二头肌位于臂的前面，起点有长、短两头。长头在外侧，以长腱起于肩胛骨关节盂上方。短头在内侧，起于肩胛骨喙突。两肌头会合成一肌腹，向下延续为一个腱，止于桡骨粗隆。

2. 肱肌　肱肌位于肱二头肌下半部的深面，起于肱骨体前面，止于尺骨粗隆。

3. 肱三头肌 肱三头肌位于臂的后面，有3个头，分别起于肩胛骨关节盂下方及肱骨后面，三头合为一个肌腹，以扁腱止于尺骨鹰嘴。

（三）前臂肌

位于尺骨、桡骨的周围，分为前、后两群，大多数是长肌，肌腹位于近侧，向下形成细长的腱，并跨过两个以上的关节。前臂肌主要作用于肘关节、腕关节和手关节。

1. 前群 位于前臂的前面及内侧，主要为屈肘、屈腕、屈指及前臂旋前的肌，共9块肌，分4层。第1层，即浅层，有5块肌，自桡侧向尺侧依次为肱桡肌、旋前圆肌、桡侧腕屈肌、掌长肌、尺侧腕屈肌。第2层1块肌，即指浅屈肌。第3层2块肌，为桡侧的拇长屈肌和尺侧的指深屈肌。第4层1块肌，即旋前方肌。请你仔细观察指浅屈肌腱和指深屈肌腱在手指腹侧的位置关系，并理解其意义。

2. 后群 位于前臂的后面，主要为伸腕、伸指及前臂旋后的肌，共10块肌，分浅、深两层。浅层5块肌，自桡侧向尺侧依次为桡侧腕长伸肌、桡侧腕短伸肌、指伸肌、小指伸肌、尺侧腕伸肌。深层5块肌，均贴附在前臂骨的后面，由上外至下内依次为旋后肌、拇长展肌、拇短伸肌、拇长伸肌、示指伸肌。

（四）手肌

手部除来自前臂的长腱以外，还有很多短小的手肌。这些手肌集中于手的掌侧，可分为外侧、中间和内侧3群。外侧群在手掌拇指侧形成一隆起，称大鱼际。内侧群在手掌小指侧也形成一隆起，称小鱼际。请你观察手肌，并联系手的运动，理解手在人类进化上的意义。

六、下肢肌

取下肢肌解剖标本观察。下肢肌可分为髋肌、大腿肌、小腿肌和足肌。这里只观察一些主要肌。

（一）髋肌

髋肌是运动髋关节的肌，配布于髋部关节周围。各肌大部分起自骨盆的内面和外面，跨越髋关节，止于股骨上部，分为前、后两群。

1. 前群 主要有髂腰肌，作用为屈髋关节，从腹腔内观察，可见由腰大肌及髂肌组成。腰大肌位于腰部脊柱的两侧，起自腰椎椎体侧面和横突。髂肌位于腰大肌的外侧，起自髂窝，向下两肌相合，止于股骨小转子。

2. 后群 位于臀部，故称臀肌，主要有臀大肌、臀中肌、臀小肌，主要作用是伸髋关节。臀大肌位于浅层，大而肥厚，与皮下脂肪共同形成特有的臀部膨隆。臀大肌起于髂骨外面和骶骨背面，肌束斜向下外，止于股骨的臀肌粗隆。臀中肌位于臀大肌深面，臀小肌在臀中肌深面，二肌起于髂骨翼外面，止于股骨大转子。

（二）大腿肌

大腿肌位于股骨周围，可分前群、后群和内侧群。

1. 前群 有缝匠肌和股四头肌。

（1）缝匠肌 起自髂前上棘，斜向内下方，经膝关节的内侧，止于胫骨上端内侧面，作用是屈髋和屈膝关节。

（2）股四头肌 为大腿前面最强大的肌，可分为四部，即股直肌、股内侧肌、股外侧肌及股中间肌。除股直肌起于髂前下棘外，其余均起于股骨，四肌向下集中形成一腱，包绕髌骨的前面和两侧，继而延续为髌韧带，止于胫骨粗隆。它们是膝关节强有力的伸肌，股直肌尚有屈髋作用。

2. 内侧群　属内收肌群，有耻骨肌、长收肌、股薄肌、短收肌、大收肌，均起自耻骨和坐骨，止于股骨和胫骨上端的内侧。

3. 后群　包括股二头肌、半腱肌和半膜肌，主要作用是伸髋关节和屈膝关节。

（1）股二头肌　位于大腿后外侧，有两个头，长头起于坐骨结节，短头起于股骨粗线，止于腓骨头。

（2）半腱肌　位于大腿后内侧，因有一细圆较长的腱，几乎占肌长的一半而得名。该肌起于坐骨结节，止于胫骨上端。

（3）半膜肌　位于半腱肌深面，因腱膜几乎占肌长的一半而得名。该肌以扁薄的腱膜起自坐骨结节，止于胫骨内侧髁。

（三）小腿肌

小腿肌可分为前群、外侧群和后群。

1. 前群　位于骨间膜的前面，由内向外依次有胫骨前肌、趾长伸肌和拇长伸肌。前群肌的主要作用是伸踝关节（背屈）、伸趾和使足内翻。

2. 外侧群　有腓骨长肌和腓骨短肌，主要作用是使足外翻和屈踝关节（跖屈）。

3. 后群　位于小腿后面，为屈膝、屈踝及屈趾肌，可分为浅、深两层。这里只观察浅层的小腿三头肌。

小腿三头肌包括浅面的腓肠肌和深面的比目鱼肌。腓肠肌有内侧和外侧两个头，分别起于股骨的内、外侧髁。比目鱼肌起自腓骨后面的上部和胫骨后面。3 个肌头会合，在小腿上部形成膨隆的小腿肚，向下延续为强大的跟腱，止于跟骨结节。

思考题

1. 肌有哪些辅助装置，各有何功能？
2. 膈肌和肋间肌是怎样影响呼吸运动的？
3. 肌有哪些命名原则？试举例说明。
4. 体表能摸到哪些主要的肌？

实验十一

循环系统观察

【目的和内容】

1. 观察心的位置、外形和解剖结构，了解心房、心室与出入心的大血管之间的联系。
2. 观察全身主要动脉和静脉的分支及属支，比较动脉、静脉的分布规律和结构特点。
3. 观察大动脉、中动脉、中静脉的显微结构，联系它们的功能了解其结构特点。
4. 了解淋巴导管收集淋巴的范围。

【材料和用具】

人胸腔解剖标本、人心解剖标本和模型、猪（羊或牛）心解剖标本、人全身动脉与静脉解剖标本和模型、淋巴导管解剖标本和模型。主动脉横切片（HE 染色和 Weigert 弹性纤维染色）、肠系膜血管横切片（HE 染色）。毛细血管电镜照片。

解剖器、解剖盘、显微镜等。

【操作】

一、心的位置和外部形态

取人胸腔解剖标本、离体心解剖标本和模型观察。心外形似前后略扁的圆锥形，裹以心包，位于胸腔纵隔内，在膈之上，两侧与胸膜腔及肺相邻，后面为食管和胸主动脉。整个心的 2/3 在身体正中线的左侧，1/3 在身体正中线的右侧。其外形分为心底、心尖、胸肋面和膈面。心底朝向右后上方，近心底处有一环形沟，为冠状沟，此沟是心房与心室的表面分界。心尖由左心室构成，朝向左前下方。胸肋面朝向左前上方。膈面朝向后下，膈心包与膈毗邻。在心室的胸肋面和膈面分别有前、后室间沟，从冠状沟走向心尖的右侧，是左、右心室在心表面的分界。

二、心的解剖结构

若实验室的人心解剖标本不足时，可取新鲜的猪心、羊心或牛心做解剖观察。观察心的外部形态结构，分辨主动脉、肺动脉、上腔静脉、下腔静脉及肺静脉。用解剖刀沿肺静脉、左心房至左心室切开，这样不会切坏主动脉中的主动脉瓣。再沿肺动脉干到右心室切开，这样不会切坏右房室瓣。然后，便可对照解剖标本观察心腔和瓣膜等结构。

（一）心腔

心有4个腔，两心房之间和两心室之间由房间隔及室间隔分隔。同侧心房与心室间均有房室口相通。

1. 右心房　右心房壁薄、腔大，其前部呈锥形突出，遮于主动脉根部右侧，为右心耳。右心房上部有上腔静脉口，下部有下腔静脉口。下腔静脉口与右房室口之间有冠状窦口。在房间隔上有一略呈卵圆形的卵圆窝，此处房间隔最薄，对着灯光观察容易看出。

2. 右心室　右房室口有3片瓣膜，为右房室瓣（又称三尖瓣）。右房室瓣向下垂入右心室，由腱索连于乳头肌。右室壁的肌束形成纵横交错的隆起，称肉柱，其中有3个锥形肉柱特别发达，其尖端朝向室腔，即为乳头肌。右心室还有一束肌从室间隔连至前壁前乳头肌根部，称隔缘肉柱。右心室腔向左上方突出的部分为动脉圆锥。动脉圆锥向左上有通向肺动脉的开口。开口处有3个半月形的肺动脉瓣。

3. 左心房　左心房向前的小锥形突出是左心耳，位于肺动脉左侧。左心房后部两侧各有两个肺静脉口。

4. 左心室　左心室壁最厚，腔呈圆锥形，底部有2个口，左房室口位于左后，主动脉口位于右前。左房室口有2片瓣膜，为左房室瓣（又称二尖瓣）。主动脉口有3个半月形的瓣膜，称主动脉瓣。

（二）心壁

心壁由心内膜、心肌层及心外膜3层构成。心内膜是一层光滑的膜，覆盖在心房和心室壁的内表面。心内膜的深部为心肌层，心房肌较薄，心室肌肥厚，尤以左心室肌最发达。心外膜是覆盖于心壁外表面的一层光滑的浆膜。

（三）心传导系统

在人心解剖标本上，不易找到心传导系统。可用猪心、羊心或牛心解剖标本观察，了解心传导系统的3个组成部分。

1. 窦房结　窦房结位于上腔静脉与右心房结合处外侧面、心外膜深面。窦房结与心房肌联络，也与房室结联络。

2. 房室结　房室结位于房间隔下部、右心房冠状窦口后方的心内膜深面。房室结为一个扁椭圆形结构，结的下端延续于房室束。

3. 房室束　从房室结下端始，房室束进入室间隔内。然后分为左、右两束支，分别行于两室间隔左、右侧面，并在心内膜下分支于心室肌内。

（四）心的血管

用人心解剖标本观察心的血管。

1. 动脉　营养心本身的动脉有左、右冠状动脉，它们从主动脉起始部发出，行走于冠状沟和前、后室间沟中。右冠状动脉分支分布于右半心大部分和左半心的小部分。左冠状动脉分支分布于左半心的大部分和右半心的小部分。注意观察心的血管之间的吻合。

2. 静脉　分布于心壁内的一些小静脉，直接开口于心各腔。在心房与心室的腔壁上可观察到许多小孔，即为这些小静脉的开口。右心室前壁有2～3支较大的静脉，跨过冠状沟开口于右心房。心的其他部分静脉均汇集于冠状窦（冠状窦位于冠状沟后部），开口于右心房。

（五）心包

心包为包裹心和出入心的大血管根部的锥形囊，可分为纤维心包和浆膜心包，在此只观察浆膜心包。浆膜心包分壁、脏两层。脏层紧贴心，即心外膜；壁层紧贴纤维心包内面。脏、壁两层之间的窄隙，为心包腔。

三、全身主要血管的分支和分布

（一）动脉系

在人全身动脉解剖标本和模型上观察下列主要动脉。

1. 肺动脉干　肺动脉干短而粗，由右心室发出，沿主动脉前方向后上方斜行，至主动脉弓下方分成左、右肺动脉。左肺动脉向左侧入左肺门，右肺动脉较长，向右行入右肺门。

2. 主动脉　主动脉由左心室发出，先斜向右上，再弯向左后，沿脊柱左前方下行，穿膈的主动脉裂孔入腹腔，至第 4 腰椎下缘处分为左、右髂总动脉。依其行程分为升主动脉、主动脉弓和降主动脉。降主动脉又以膈的主动脉裂孔为界，分为胸主动脉和腹主动脉。请你根据图 11–1 观察主动脉的主要分支和分布。

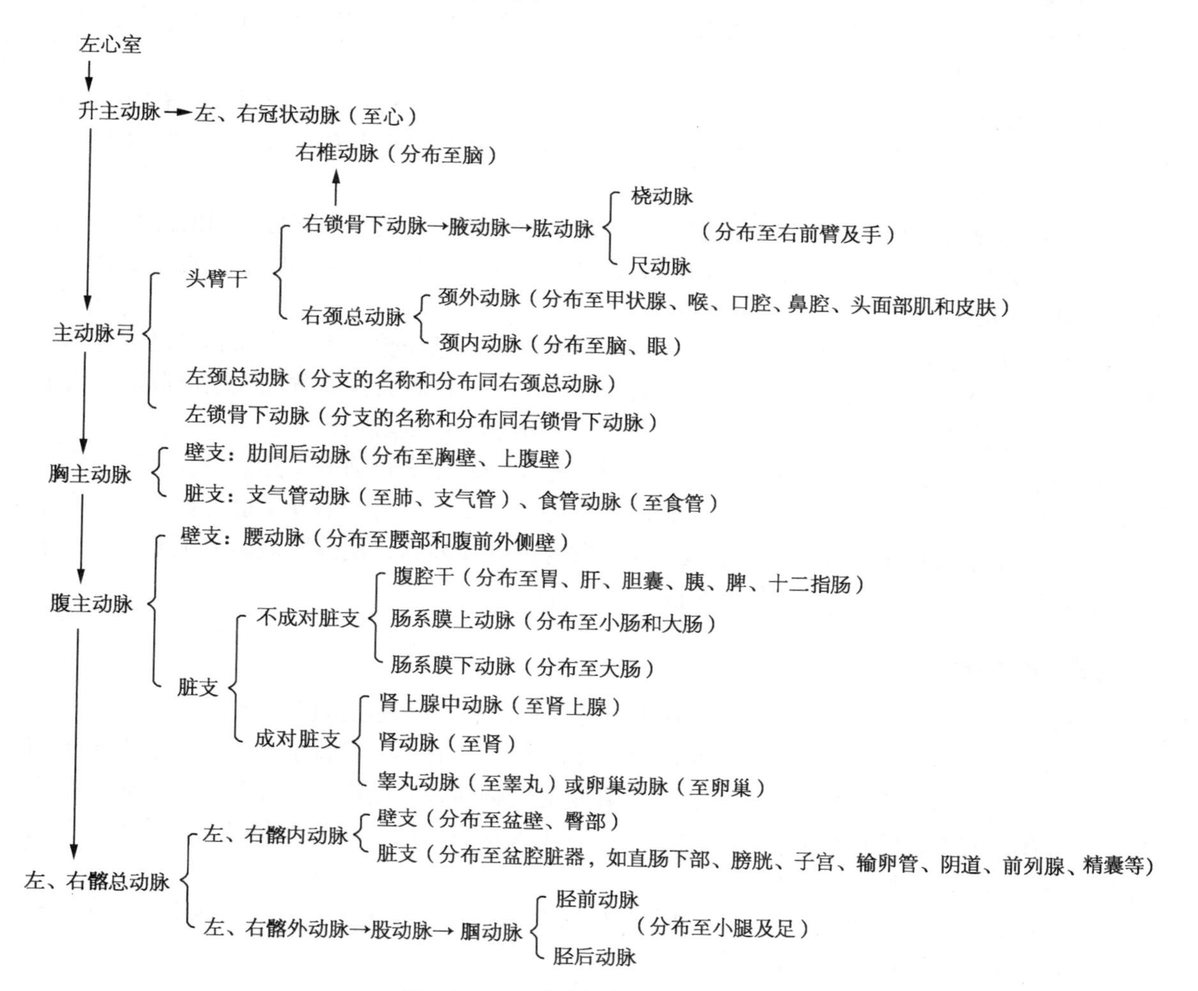

图 11–1　主动脉的主要分支和分布

在标本上观察颈总动脉分叉处的两个重要结构，即颈动脉窦和颈动脉小球。颈动脉窦为颈内动脉起始处的膨大部分。颈动脉小球位于颈内、外动脉分叉处的后内侧，为扁椭圆形小体。

（二）静脉系

静脉壁薄，死后血液多凝集在静脉内，所以透过薄壁便可见血块颜色，据此可很容易地区分静脉和动脉。在人全身静脉解剖标本和模型上观察以下静脉。

1. 肺静脉　肺静脉每侧各有1对，分为左上、左下、右上、右下肺静脉。这些静脉均起自肺门，穿过心包注入左心房。

2. 体循环的静脉　观察上腔静脉、上肢浅静脉、下腔静脉、肝门静脉、下肢浅静脉及其主要属支。

（1）上腔静脉　上腔静脉是一条粗而短的静脉，由左、右头臂静脉汇合而成。上腔静脉注入右心房，主要收集头、颈、胸和上肢的静脉血，以及全身回流的淋巴（见后）。

（2）上肢浅静脉　用人体标本结合活体观察上肢浅静脉。上肢浅静脉主要有3条，即头静脉、贵要静脉和肘正中静脉。在肘窝和臂部，头静脉在外侧，贵要静脉在内侧。肘正中静脉变异甚多，一般在肘窝处连接头静脉及贵要静脉。头静脉汇入腋静脉，肘正中静脉汇入贵要静脉，贵要静脉可汇入肱静脉或腋静脉。

（3）下腔静脉　下腔静脉是人体最大的静脉，由左、右髂总静脉汇合而成。沿腹主动脉的右侧上行至膈，经肝的腔静脉窝穿过膈的腔静脉孔入胸腔，注入右心房，主要收集下半身的静脉血。

（4）肝门静脉　肝门静脉是由脾静脉和肠系膜上静脉汇合成的一支短而粗的静脉，上行至肝门处，分为左、右两支入肝。肝门静脉收集腹腔内不成对脏器（如胆囊、胃、小肠、大肠、胰和脾）的静脉血。

（5）下肢浅静脉　下肢的浅静脉主要有大隐静脉和小隐静脉。大隐静脉起自足背静脉弓内侧端，沿小腿内侧，再沿大腿内侧转至大腿前面上行，在腹股沟下方注入股静脉。小隐静脉起自足背静脉弓的外侧部，沿小腿后面上行，在腘窝处注入腘静脉。

3. 静脉瓣的观察　取一段下肢静脉，沿其长轴将静脉壁纵行剪开，然后浸在水中观察静脉瓣的结构。静脉瓣呈半月形，其凸缘附着于静脉壁，凹缘游离。另外，也可在活体上观察前臂及手背浅静脉的静脉瓣。用右手压住左前臂背侧的浅静脉，使静脉血回流阻断，可见手背浅静脉某处呈球状隆起，隆起处便是静脉瓣的所在。

四、淋巴管

在模型上观察淋巴管的汇流方向，在淋巴导管解剖标本上观察淋巴导管。

1. 胸导管　胸导管是全身最大的淋巴管。胸导管通常在第1腰椎前面，由左、右腰干和肠干汇合而成，其起始部多呈囊状膨大，称乳糜池。胸导管起始后向上经膈的主动脉裂孔入胸腔，沿脊柱前方，经胸廓上口达颈根部，然后注入左静脉角。在汇入左静脉角处收纳左支气管纵隔干、左颈干和左锁骨下干。

2. 右淋巴导管　右淋巴导管为一短干，长约1.5 cm，由右锁骨下干、右颈干及右支气管纵隔干汇合而成，然后注入右静脉角。

五、玻片标本观察

（一）大动脉管壁观察

取主动脉横切片（HE染色和Weigert弹性纤维染色），用显微镜低倍镜观察，分辨管壁的内膜、中膜和外膜，同时注意观察中膜的特点。

1. 内膜　内膜很薄，由一层内皮细胞、内皮下层和内弹性膜组成。内皮细胞在切片上往往脱落，不成为连续的一层。内皮下层的结缔组织较致密。内弹性膜与中膜内的弹性膜相连，无明显分界。

2. 中膜　中膜较厚，大动脉管壁绝大部分由中膜组成。在HE染色切片上可看到，中膜中主要是由几十层染成红色发亮的弹性蛋白构成的弹性膜，各层弹性膜由弹性纤维相连，弹性膜之间夹杂少量胶原纤维及平滑肌纤维。在Weigert弹性纤维染色的切片上，可明显地看见许多染成蓝褐色、呈波浪状层层排列的弹性膜。丰富的弹性纤维是大动脉管壁的主要特征。

大动脉管壁中膜

3. 外膜　外膜较内膜稍厚，由疏松结缔组织构成。在此层中可见营养血管及神经的各种切面。

（二）中动脉管壁与中静脉管壁观察

取肠系膜血管横切片（HE染色），用显微镜低倍镜观察中动脉管壁和中静脉管壁的分层及组织结构特点，并联系其功能，比较中动脉、中静脉结构上有什么不同。同时在切片内可以观察到小动脉、小静脉、微动脉、微静脉和毛细血管。

1. 中动脉　管壁厚，管腔小，呈圆形。内膜有一层明显染成红色的、反光强的内弹性膜。在切片上因管壁收缩，此膜呈曲折波纹状。中膜较厚，平滑肌层数多。外膜厚度与中膜相当，由疏松结缔组织构成，与中膜相连处有断续且呈波浪状的外弹性膜。

肠系膜血管切片

2. 中静脉　管壁薄，管腔大，形状扁或不规则。内弹性膜不明显。中膜较薄，平滑肌较少。外膜比中膜厚，没有外弹性膜。

3. 小动脉　管径小，结构与中动脉相似，较粗的小动脉可见内弹性膜紧贴内皮，中膜有数层环行平滑肌纤维，外膜与周围结缔组织无明显界线。

4. 小静脉　与同行小动脉相比，腔大壁薄，内皮外可见1～2层散在的平滑肌纤维。

5. 微动脉　管径比小动脉小，内膜无内弹性膜，中膜由1～2层平滑肌纤维组成。

6. 微静脉　与同行的微动脉相比，管壁薄，管腔不规则，内皮外侧的平滑肌纤维或有或无。

7. 毛细血管　管径最细，横切面上可见由1～3个内皮细胞围成，腔内可见红细胞。

六、示范观察

1. 连续毛细血管超微结构观察　用透射电镜照片观察，可见连续性的内皮和基膜。管壁由内皮细胞通过细胞连接连续围成。内皮细胞核突向管腔，细胞质内有吞饮小泡。

2. 有孔毛细血管超微结构观察　用肾小球毛细血管透射电镜照片观察，可见内皮的孔为薄层隔膜所覆盖。扫描电镜照片可见毛细血管有许多小孔。

毛细血管超微结构

3. 血窦超微结构观察　用肝血窦和脾血窦电镜照片观察，可见内皮不完整，有较大间隙。

思　考　题

1. 颈动脉窦和颈动脉小球位于何处？它们分别有何功能？
2. 肝门静脉有哪些属支？它收集腹腔内哪些脏器的静脉血？
3. 人体血管分布有何规律？
4. 各种毛细血管的结构是怎样与功能相适应的？
5. 胸导管、右淋巴导管各收集哪些部位的淋巴？

实验十二

免疫系统观察

【目的和内容】

1. 观察淋巴结显微结构。
2. 观察脾的解剖结构及显微结构。
3. 观察胸腺的解剖结构及显微结构。

【材料和用具】

小儿胸腔解剖示胸腺的标本、腹腔解剖示脾的标本、脾的离体标本、尸体解剖标本。小儿胸腺切片（HE 染色）、淋巴结纵切片（HE 染色）、脾切片（HE 染色）、腭扁桃体切片（HE 染色）。脾血窦扫描电镜照片。

解剖器、解剖盘、显微镜等。

【操作】

一、胸腺

（一）胸腺的形态和位置

用小儿胸腔解剖示胸腺的标本观察。可见胸腺位于胸腔上纵隔的前部，分不对称的左、右叶，呈长扁条状，两叶借结缔组织相连。胸腺上端达胸廓上口，下端至心包上部。青春期后，胸腺逐渐退化，被脂肪组织代替，所以用成人尸体解剖标本看不到以上胸腺的情况，只能看到一些脂肪组织或结缔组织。

（二）胸腺的显微结构

用小儿胸腺切片（HE 染色）观察。

1. 低倍镜观察　可见胸腺外围有一层染成红色的结缔组织被膜。被膜的结缔组织伸入实质，把实质分隔成许多不完全隔开的小叶。每个小叶可分皮质和髓质。皮质染色较深，髓质染色较浅。由于分隔不完全，相邻小叶的髓质彼此相连续。

2. 高倍镜观察　皮质含许多密集的胸腺细胞及少量上皮性网状细胞，故染色较深。髓质含有较多的髓质上皮性网状细胞，而胸腺细胞少，故染色较浅淡。在小叶髓质中可见 1 个至数个大小不等、被染成红色的椭圆形胸腺小体。胸腺

胸腺切片

小体是由数层呈同心圆排列的、扁平状的上皮性网状细胞构成。胸腺小体外层细胞较幼稚，细胞核清晰，近内层细胞的细胞核已不明显。胸腺小体中央的细胞已变性，细胞核消失，细胞质呈均匀的嗜酸性，被染成红色。观察时，请注意胸腺小体与毛细血管的差别。

二、淋巴结

（一）淋巴结群

在尸体解剖标本上观察淋巴结群。器官或一定部位的淋巴管，一般都汇入其附近淋巴结群。淋巴结一般为圆形或椭圆形，有时为长条状，往往数个淋巴结连在一起构成淋巴结群。各淋巴结群的淋巴结数目有多有少，不恒定。在此，主要观察几个代表性淋巴结群：

（1）头部的下颌下淋巴结群，位于下颌骨下方；

（2）颈部的锁骨上淋巴结群，位于锁骨上凹内；

（3）上肢部的腋淋巴结群，位于腋窝深处；

（4）下肢部的腹股沟淋巴结群，位于腹股沟部。

（二）淋巴结的显微结构

取淋巴结纵切片（HE染色）观察。

1. 低倍镜观察　先观察淋巴结的形状。若切到淋巴结的中部，则可见呈凹陷的门，淋巴结外围着色较深的部分为皮质，中间着色浅而疏松的部分为髓质。淋巴结表面被有一薄层由致密的结缔组织构成的、被染成红色的被膜。在淋巴结凸面的被膜处有时可观察到被切到的输入淋巴管，若切到门，则在门处观察到输出淋巴管。被膜的结缔组织伸入淋巴结，形成许多粗细不等的小梁。

淋巴结切片

（1）皮质　辨认淋巴小结、生发中心、深层皮质和皮质窦。在皮质内可观察到小梁的切面。皮质浅层排列着许多淋巴小结。淋巴小结中央染色较淡的部分为生发中心（又称反应中心）。有的淋巴小结看不到生发中心，是因为没有切到或本身并不明显。生发中心基部的淋巴细胞着色深，构成暗区；生发中心着色较浅的部位，构成明区。在生发中心朝着被膜的一侧和生发中心周围，由密集的小淋巴细胞构成的新月形着色较深结构，即为小结帽。淋巴小结之间和皮质深层的弥散淋巴组织为深层皮质。皮质窦是淋巴小结与被膜或小梁之间染色浅淡的狭小网状空隙。

（2）髓质　辨认髓索和髓窦。髓索是淋巴组织密集构成的索状结构，髓索彼此相连成网。在髓索与髓索之间、髓索与小梁之间的染色浅淡的网状空隙是髓窦。在髓质中也可看到小梁。

2. 高倍镜观察　观察淋巴小结及髓窦，可见淋巴小结染色深的暗区和帽是由多而密的小淋巴细胞构成，它们的细胞核小而圆、染色深。生发中心含大、中型淋巴细胞和网状细胞，故染色浅淡。

通过观察髓窦可以了解淋巴窦的一般结构。淋巴窦的窦壁由扁平的内皮细胞构成，窦内有网状结缔组织。因为切片是HE染色的，所以网状纤维不能显示，只能看到网状细胞。网状细胞形状不规则，有突起，细胞核染色淡，细胞质较多。各个网状细胞的突起互相连接成网，在窦腔内有巨噬细胞和淋巴细胞。

三、脾

（一）脾的位置和形态

用腹腔解剖示脾的标本及脾的离体标本观察。脾位于左季肋部，在胃底与膈之间，恰与第 9 ~ 11 肋相对。正常人，在左侧肋弓下方不能触及。脾呈长椭圆形，隆凸的一面贴于膈，为膈面，另一面凹陷，为脏面。在脏面近中央处为脾门，是神经和血管出入之处。脾表面除脾门外，全被以腹膜。

（二）脾的显微结构

取脾切片（HE 染色）观察。

1. 低倍镜观察　切片中有许多散在的蓝色小点，为白髓，因在新鲜脾的切面上其为白色。其他染成红色的则为红髓，因含有丰富的红细胞，故着色较红。被膜为较致密的结缔组织，被膜表面还覆盖一层间皮，也有小梁伸入实质。被膜和小梁的结缔组织中散布有平滑肌纤维。离被膜略远的小梁中有小梁动脉和静脉。被膜下为脾的实质，可分为白髓及红髓，均由网状结缔组织构成支架，但因为切片是 HE 染色的，不能显示出网状纤维，只能看到网状细胞。

白髓呈圆形或卵圆形，分散在实质中，主要由密集的小淋巴细胞组成，故染色后呈紫蓝色。白髓可见两种结构，即动脉周围淋巴鞘和脾小体。淋巴鞘是淋巴细胞呈长筒状密集包绕在中央动脉外面而成。在动脉周围淋巴鞘中央或稍偏位置上，可见 1 ~ 3 个中央动脉的断面。脾小体即脾的淋巴小结，位于动脉周围淋巴鞘的一侧。有的脾小体内也可区分出明区、暗区和帽。

红髓位于白髓与小梁之间、白髓与白髓之间，与白髓无明显分界。红髓由脾索和脾血窦组成。脾索由淋巴组织和各种血细胞组成，排列成索状结构，索互相吻合。脾索之间不规则的裂隙，即脾血窦（又称脾窦）。脾血窦因常被血液充满而不易区分，故须找一处空隙较明显的脾血窦换用高倍镜观察。

2. 高倍镜观察　脾血窦位于脾索的周边，窦壁由长杆状的内皮细胞构成。细胞核部位向腔内突入，细胞间隙较大。窦腔内可见巨噬细胞和红细胞。

四、示范观察

1. 扁桃体显微结构观察　取腭扁桃体切片（HE 染色）观察。在低倍镜下可见扁桃体外表面是黏膜上皮，为未角化的复层扁平上皮。上皮下陷形成隐窝。隐窝周围上皮的深部，有大量弥散的淋巴组织和淋巴小结。

2. 脾血窦超微结构观察　用脾血窦扫描电镜照片观察脾血窦壁长杆状的内皮细胞和内皮细胞间隙。

思考题

1. 绘制一淋巴结切面图，并注明各部结构。
2. 脾和淋巴结的组织结构有何异同之处？

实验十三

消化系统的大体结构观察

【目的和内容】

1. 了解消化系统的组成和解剖构造。

2. 观察口腔构造，了解牙的构造和种类，以及舌乳头和唾液腺的形态特点及其导管开口部位。

3. 辨认咽的位置和分部，观察食管形态特点。

4. 观察胃、小肠和大肠的主要形态结构特征。

5. 观察肝、胰的主要形态结构特征。

6. 了解腹膜腔、腹膜、系膜及网膜的概念。

【材料和用具】

头部正中矢状切标本，舌浸制标本，唾液腺解剖标本，腹腔解剖标本（示胃、小肠、大肠、肝及胰的形态和位置），食管、胃、小肠及大肠的离体剖开标本，肝、胰的离体解剖标本。

解剖器、解剖盘、放大镜、压舌板、镜子。

【操作】

一、口腔

用头部正中矢状切标本，也可用镜子对照自己的口腔观察和辨认以下结构。口腔前界为上、下口唇，后界与咽相通，两侧壁为颊，上壁为腭（腭分为前部的硬腭和后部的软腭），下壁为口腔底，被舌所占据。口腔内面覆以黏膜。口腔又以牙列为界分为口腔前庭和固有口腔两部分。

（一）牙

分辨切牙、尖牙、前磨牙和磨牙，计算各种牙的数目并写出牙式。每个牙都可分为牙冠、牙颈和牙根 3 部分。

（二）舌

舌位于口腔底。在舌的背面可见“人”字形的界沟把舌分成后 1/3 的舌根、前 2/3 的舌体，尖端为舌尖。活体观察可见舌背表面形成许多黏膜突起，称舌乳头。在舌尖和舌体的背面可见许多白色丝状乳头。散在于丝状乳头之间有呈淡红色、数目较少的菌状乳头。用舌浸制标本观察，还可见界沟的前方有 7 ~ 9 个圆形乳头，称轮廓乳头，排列成倒“V”字形。在靠近舌体的侧缘后部，有呈皱襞状的叶状乳头。每侧有 6 ~ 8 条，小儿较清楚。舌根部有许多豆状小丘，为舌扁桃体（淋巴组织）。舌根向后连于会厌。

舌下面中间有一皱襞连于口腔底，为舌系带。舌系带根部的两侧有一对圆形突起，称舌下阜（是下颌下腺和舌下腺导管的共同开口处）。

（三）腭

活体观察，分辨硬腭和软腭。在软腭的游离缘中央有一圆形向下突起，为腭垂。腭垂两侧有两对弓形皱襞：前方为腭舌弓，向下延续于舌根；后方为腭咽弓，移行于咽壁。两弓之间的隐窝内有腭扁桃体。由软腭后缘、两侧腭舌弓和舌根共同围成口咽峡，与咽相通。

（四）唾液腺

用头部已暴露唾液腺的解剖标本观察腮腺、下颌下腺和舌下腺。腮腺形如三角形，在耳前下方，位于皮下，其导管穿过颊肌开口于正对上颌第 2 磨牙的颊黏膜上。下颌下腺呈椭圆形，位于下颌骨体内面。舌下腺呈扁椭圆形，在舌下口腔黏膜深面。下颌下腺和舌下腺的导管共同开口于舌下阜。

二、咽

用头部正中矢状切标本观察。咽位于鼻腔、口腔和喉的后方，为呈漏斗状、前后略扁的肌性管道。咽的上方接颅底，下方在第 6 颈椎下缘高度延续为食管。咽几乎没有前壁，经鼻后孔、口咽峡、喉口，分别与鼻腔、口腔和喉腔相通。依据咽与上述部分的通路可分为鼻咽部、口咽部和喉咽部。

1. 鼻咽部　鼻咽部是咽的上部，在此部侧壁上，相当于下鼻甲的后方，左、右各有一个咽鼓管咽口，此口通过咽鼓管与鼓室相通。在此部的后壁有成堆较为发达的淋巴组织，为咽扁桃体。在咽鼓管咽口周围也有类似的淋巴组织，为咽鼓管扁桃体。

2. 口咽部　口咽部为咽的中间部，在口咽峡后方，软腭、舌根和会厌上缘之间。

3. 喉咽部　喉咽部是咽的下部，较为狭窄。喉咽部前方正对喉与喉口。

三、食管

用食管离体标本观察食管的形态、位置和分段。食管是一条肌性管道，在脊柱前方、气管后方，上端和喉咽部相接，下端经膈的食管裂孔进入腹腔，延续于胃的贲门部。食管可分颈段、胸段和腹段，全长约 25 cm。有 3 处狭窄部：第一狭窄部在食管起始部（平第 6 颈椎下缘）；第二处在食管与左支气管交叉处（相当于胸骨角平面）；第三处在食管裂孔处（平第 10 胸椎体）。

四、胃

用腹腔解剖标本及胃离体标本观察胃的位置、分部及形状。胃上端接食管腹段，下端接十二指肠。胃的大部分（约 3/4）位于左季肋部，一小部分（约 1/4）位于腹上部。胃的位置、大小和形态可随其充盈、空虚和体位的变更而发生改变，还可因年龄、性别和体型不同而有差异。

胃的入口叫贲门，出口叫幽门，可分4部：近贲门的部分叫贲门部；贲门部向左上方膨出的部分叫胃底；胃的中部叫胃体；胃的下端与十二指肠连接的部分为幽门部。胃又可分为前壁和后壁、上缘和下缘。上缘较短，称胃小弯；下缘较长，称胃大弯。

在胃的离体剖开标本上，可见胃的黏膜表面有许多小沟交织成网状，将黏膜分隔成许多小区，为胃区。用放大镜观察，可见每个胃区表面有很多胃小凹。胃的黏膜在胃小弯处形成几条纵皱襞，其他部分为不规则的皱襞。在幽门处由于幽门括约肌发达，使黏膜呈环形的幽门瓣。

五、小肠

用腹腔解剖标本及小肠各部的离体剖开标本观察小肠的位置、分部及黏膜皱襞。小肠为消化管最长的一段，全长5～7 m，盘曲于腹腔中部和下部。小肠分十二指肠、空肠和回肠3部。空肠和回肠借系膜固定于腹后壁，又称系膜小肠。

（一）十二指肠

十二指肠因长度大致相当于个体12个指幅而得名，呈“C”字形，包绕胰头，可分上部、降部、水平部和升部。上部起自平第12胸椎和第1腰椎相交平面的幽门，走向左后方，急转成为降部；降部紧贴第2～3腰椎体的右侧，沿右肾内侧缘下降，降部左侧紧贴胰头；水平部向左横跨第3腰椎的前方；升部向上至第2腰椎左侧，向前下方急转连接空肠。

十二指肠仅在幽门和近十二指肠与空肠连接处为腹膜所包被，其余部分均位于腹膜后方。观察剖开的十二指肠标本，可见黏膜形成许多环形皱襞，用放大镜观察还可见表面有密集的细小绒毛。降部的后内侧壁的黏膜上有一纵行皱襞，其下端形成圆形突起，为十二指肠大乳头。十二指肠大乳头顶部有一小孔，为胆总管和胰管的共同开口。有时在十二指肠大乳头上方还可见一小乳头，为副胰管的开口处。

（二）系膜小肠

空肠和回肠被腹膜包被，借腹膜形成的系膜固定于腹后壁。肠管与系膜相连的缘为系膜缘。空肠和回肠之间没有明显界线，迂回盘曲成为若干回曲。空肠占小肠全长的2/5，位于左腰部和脐部，管壁较厚，管径较大，血管分布较丰富，在活体颜色较红。回肠占小肠全长的3/5，位于脐部和右腹股沟部，管壁薄，管径较小，血管较少，色调在活体较空肠为浅。

观察剖开的空肠、回肠标本，可见黏膜表面有许多环形皱襞，仔细观察可见到表面的绒毛。一般空肠的环行皱襞密而高，回肠的环行皱襞稀而低。将肠壁黏膜对着光观察，还可透见散在的孤立淋巴小结和呈长椭圆形的集合淋巴小结。集合淋巴小结在回肠下部较为多见。

六、大肠

用腹腔解剖标本及大肠各部的离体剖开标本观察大肠的位置、分部、形态及黏膜皱襞。大肠全长约1.5 m，分为盲肠、结肠和直肠3部分。大肠在外部形态上，除阑尾和直肠外，有3个特点：一是由肠壁纵行肌增厚形成与大肠纵轴相平行的3条结肠带；二是由于3条结肠带短于肠管的长度使肠管皱起而形成囊状的结肠袋；三是在结肠带附近有大小不等的脂肪突起，称肠脂垂。

（一）盲肠

盲肠位于右髂窝，为向下方突出的盲囊。其后下端附有阑尾（又称蚓突），长度因人而异，一般为 7 ~ 9 cm，多数有弯曲。回肠末端突入盲肠，其开口为回盲口。口的上、下两缘各有一个半月形皱襞，为回盲瓣。

（二）结肠

结肠围绕在小肠周围，形似方框，介于盲肠与直肠之间，可分为升结肠、横结肠、降结肠和乙状结肠 4 部分。升结肠是盲肠的延续，向上升到肝右叶的下面，向左弯移行为横结肠。横结肠借系膜连于腹后壁。横结肠横行向左至脾的下方，转折向下移行为降结肠。降结肠向下至左髂窝处，移行于乙状结肠。乙状结肠借系膜固定于骨盆后壁上，在第 3 骶椎处移行为直肠。

（三）直肠

直肠位于盆腔内，上端接乙状结肠，穿过盆膈终于肛门。观察剖开的直肠标本，可见直肠下部黏膜上有 6 ~ 10 条纵行皱襞，为肛柱。各肛柱下端之间有半月形皱襞相连，这些皱襞为肛瓣。肛瓣与相邻肛柱下端之间，围成的小陷窝为肛窦。肛瓣与肛柱下端共同形成环形线，为齿状线。线下方有光滑区，为肛梳（又称痔环），向下移行为皮肤。

七、肝和胆囊

用腹腔解剖标本和肝的离体解剖标本观察。

（一）肝

肝占满了整个右季肋部和腹上部的大部分，其左端还有一小部分达到左季肋部。肝呈楔形，右端粗大而圆钝，左端细小，分上、下两面，前、后、左、右四缘。上面凸隆与膈接触，称膈面；在其表面借镰状韧带分为左、右两叶，左叶小而薄，右叶大而厚。下面与脏器接触称脏面。观察肝的脏面中间有一横行凹陷的肝门，可分辨由此进出的肝动脉、胆总管、门静脉和神经。肝门两侧各有一纵沟。左纵沟内有肝圆韧带（脐静脉索）和静脉韧带（静脉导管）。肝圆韧带走在肝镰状韧带的游离缘内至脐。右纵沟内有胆囊和下腔静脉。肝的脏面由以上一个横沟和左、右纵沟分成左纵沟左侧的左叶，右纵沟右侧的右叶，肝门之后、左右纵沟之间的尾状叶，以及肝门之前、左右纵沟之间的方叶。肝的前缘右侧有一缺口，露出胆囊。

（二）胆囊

胆囊紧贴在肝下面右纵沟上部的胆囊窝内，其上面借结缔组织与肝连结，易于分离。胆囊呈梨形，可分底、体、颈和胆囊管。胆囊管与肝总管汇合成胆总管，胆总管汇合胰管开口于十二指肠大乳头。

八、胰

用腹腔解剖标本（已切除横结肠）和胰的离体解剖标本观察。胰在胃的后方，横于腹腔后壁的上部。胰的形状似细长的三棱柱形，质软而致密，可分头、体、尾 3 部分。胰头被包绕在十二指肠“C”字形的凹槽内（十二指肠降部左侧）；胰体占胰的大部分；胰尾伸达脾门。胰管与胆总管汇合开口于十二指肠大乳头，有时出现副胰管，单独开口于十二指肠小乳头。

九、腹膜与腹膜腔

用腹腔解剖标本观察。腹膜是覆盖于腹腔壁、盆腔壁，以及腹腔与盆腔脏器表面的一层光滑浆膜。腹膜可分壁腹膜和脏腹膜。壁腹膜衬在腹壁和盆壁的内面，脏腹膜覆盖在脏器表面。壁腹膜和脏腹膜之间的狭窄间隙为腹膜腔，其中有少量浆液。

在空肠、回肠、横结肠、乙状结肠和腹壁之间有腹膜连结，即为肠系膜。在胃和横结肠之间的腹膜富于脂肪，它向下呈围裙状遮盖在横结肠和小肠的前面，为大网膜。

思 考 题

1. 咽部有哪些结构？这些结构各有什么功能？
2. 绘图表明胃的形状及分部，并注明各部结构。
3. 用肉眼怎样区分十二指肠、空肠、回肠及结肠？
4. 肝、胆囊及胰的输出管道如何联系？各通至何处？

实验十四

消化系统的显微结构观察

【目的和内容】

1. 观察味蕾的结构。
2. 比较观察浆液腺泡、黏液腺泡和混合腺泡的结构特点。
3. 通过观察食管、胃及小肠切片来了解消化管管壁的分层和一般组织结构，联系功能重点比较观察食管、胃、小肠及结肠的黏膜结构特点。
4. 了解胰的一般组织结构，区分外分泌部腺泡和内分泌部胰岛的结构。
5. 联系肝的功能和血液循环特点，观察肝小叶和肝门管的结构。

【材料和用具】

胃、小肠、肝小叶组织结构模型。舌轮廓乳头或叶状乳头切片（HE 染色）、下颌下腺切片（HE 染色）、食管切片（HE 染色）、胃体部切片（HE 染色）、十二指肠或空肠切片（HE 染色）、结肠切片（HE 染色）、小肠切片（银染色）、胰切片（HE 染色）、肝切片（HE 染色）、肝血管注射切片、肝活体染色切片、肝切片（PAS 反应）、肝切片示胆小管（硝酸银注射）。胃底腺和肝细胞的电镜照片。

解剖器、显微镜。

【操作】

一、味蕾

用舌的轮廓乳头或叶状乳头切片（HE 染色）观察。

1. 低倍镜观察　找到黏膜的突起部分，即舌乳头，可见其上皮由复层扁平上皮构成，在上皮内有许多着色浅的卵圆形味蕾。叶状乳头处的味蕾较多，较容易找到。

2. 高倍镜观察　味蕾为卵圆形，其长径与所在部位的上皮厚度相等。味蕾内有呈梭形的味细胞，细胞顶端有味毛，隐约可见。味蕾基部有基细胞，基细胞为锥体形。若切面正切过味蕾的中部，便可见到味蕾顶端的味孔。

二、唾液腺

用下颌下腺切片（HE 染色）观察，比较唾液腺 3 种腺泡的结构特点。

1. 低倍镜观察　可见腺组织被结缔组织分隔成许多小叶，在小叶内可见许多腺泡和少数导管。

下颌下腺切片

2. 高倍镜观察　在高倍镜下寻找 3 种腺泡。

（1）浆液腺泡　腺泡形状近似圆形，腺腔很小。细胞胞体呈锥形，细胞质着色较深，呈紫红色。细胞核圆形，位于细胞基部。

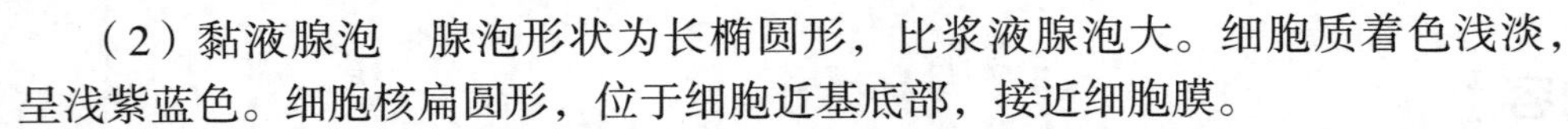

（2）黏液腺泡　腺泡形状为长椭圆形，比浆液腺泡大。细胞质着色浅淡，呈浅紫蓝色。细胞核扁圆形，位于细胞近基底部，接近细胞膜。

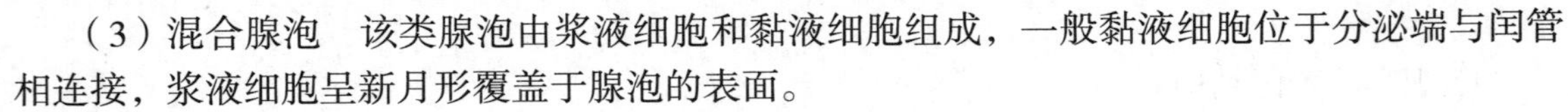

（3）混合腺泡　该类腺泡由浆液细胞和黏液细胞组成，一般黏液细胞位于分泌端与闰管相连接，浆液细胞呈新月形覆盖于腺泡的表面。

三、食管

在观察食管、胃、小肠和结肠切片的肌层时，要注意所观察的切片是纵切还是横切，因为在不同的切面上所看到的肌层的肌纤维排列方向有所不同。

用食管切片（HE 染色）低倍镜观察。管壁由食管腔向外依次可分为黏膜、黏膜下层、肌层及外膜 4 层。

1. 黏膜　黏膜可分 3 层：上皮为复层扁平上皮；固有层为结缔组织；黏膜肌层为纵行平滑肌，较厚。

2. 黏膜下层　黏膜下层染色较浅，为疏松结缔组织，可见有黏液腺泡和混合腺泡的食管腺。

3. 肌层　食管的肌层很厚，大致分内环行、外纵行两层。观察并判断你所观察的切片上，食管肌层属于哪种肌纤维。

4. 外膜　食管的外膜为纤维膜，是一层疏松结缔组织。

在以上各处的结缔组织中，都可看到血管和神经的断面。

四、胃

取胃体部切片（HE 染色）并结合胃组织结构模型重点观察胃底腺的结构。

1. 低倍镜观察　区分黏膜、黏膜下层、肌层及外膜 4 层。可见胃的黏膜面呈乳头状的黏膜隆起为黏膜皱襞，它由黏膜及黏膜下层组成。

（1）黏膜　黏膜表面为单层柱状上皮，上皮凹陷形成短而阔的胃小凹。上皮细胞的顶部细胞质内含有黏原颗粒。在 HE 染色切片中此颗粒被溶解，使顶部呈空泡状。固有层为疏松结缔组织，其中有大量胃底腺，排列紧密，故腺间固有层结缔组织很少。胃底腺为单管腺或分支管状腺，开口于胃小凹。在切片上，胃底腺被切成纵、横、斜各种切面。黏膜肌层较薄，为内环行、外纵行的平滑肌。

（2）黏膜下层　为疏松结缔组织，含有丰富的血管和神经。

（3）肌层　很厚，由平滑肌组成，分内斜行、中环行、外纵行 3 层。前两层界线不易分清。

（4）外膜　为浆膜，即在薄层的疏松结缔组织外还覆有一层单层扁平上皮（间皮）。

2. 高倍镜观察　观察组成胃底腺腺泡的几种细胞。在 HE 染色切片中只能区分以下 3 种细胞。

（1）壁细胞　很大，近似圆形。细胞核大而圆，位于中央。细胞质呈强嗜酸性，被伊红染成深红色。

胃底腺

（2）主细胞　位于壁细胞之间，数目最多，呈柱状。细胞核圆形，位于细胞基部。细胞质嗜碱性，染成蓝色，细胞界线不清楚。

（3）颈黏液细胞　数量少，位于腺的颈部，多呈楔状。细胞核扁圆，位于细胞基部。细胞质着色浅。

五、小肠

用十二指肠或空肠切片（HE 染色）和小肠组织结构模型观察，重点观察小肠绒毛及小肠腺的结构。

1. 低倍镜观察　可见黏膜面有数个大突起突向管腔，为黏膜皱襞。注意观察它由哪些结构构成。先粗略观察小肠壁的分层，然后再一层一层仔细观察。

十二指肠切片

（1）黏膜　在整个黏膜表面（包括黏膜皱襞的表面）布满许多不规则的细小指状突起，即为小肠绒毛。在切片上，绒毛往往被切成纵、横、斜等各式各样的切面。绒毛表面为单层柱状上皮，上皮深面为固有层的疏松结缔组织。

在黏膜固有层内可见很多肠腺。肠腺为单直管状腺，常被切成纵、横、斜等切面。肠腺开口于绒毛之间，可以在切片中找到。腺泡由单层柱状上皮组成，中间的腔隙即腺腔。

固有层中有时可见染成蓝紫色的分散淋巴组织或淋巴小结。

黏膜肌层为平滑肌，此层较薄，虽分为内环行、外纵行两层，但往往不易区分。

（2）黏膜下层　黏膜下层为疏松结缔组织。若观察十二指肠切片，则在此层中可见黏液的十二指肠腺。在靠近肌层处可见到数个细胞核大而圆的细胞群，它是黏膜下神经丛中的副交感节后神经细胞。

（3）肌层　为平滑肌，排列成内环行、外纵行两层。在环肌和纵肌之间的结缔组织中，同样可见到细胞核大而圆的细胞群，这便是肌间神经丛中的副交感节后神经细胞。

（4）外膜　十二指肠大部分为一层疏松结缔组织的纤维膜，空肠为浆膜，即在疏松结缔组织外还覆有一层间皮。

2. 高倍镜观察　找一条纵切比较直的绒毛观察其结构。绒毛表面为单层柱状上皮。上皮细胞表面有纹状缘。柱状上皮细胞（吸收细胞）之间散布有杯形细胞。上皮深部是结缔组织，在其中散布有纵行的平滑肌纤维。绒毛固有层中心可见到一条由一层内皮构成的中空管道，即中央乳糜管，在切片中多被切成各种断面。由于制作切片时取材的关系，有时甚至整张切片上都看不到中央乳糜管。在中央乳糜管周围可以看见很多毛细血管的各种断面。

小肠绒毛

用高倍镜观察肠腺，可见它也由柱状细胞（吸收细胞）和杯形细胞组成。在有的 HE 染色切片中甚至还可区分出肠腺底部的帕内特细胞。这种细胞的顶部有被染成深红色的颗粒。

六、结肠

用结肠切片（HE 染色）低倍镜观察。重点观察其黏膜结构并与小肠黏膜进行比较。结肠肠壁也分 4 层，黏膜无绒毛，但有很多肠腺。肠腺为单直管腺，在切片上被切成纵、横、斜各种切面。注意，观察时不要把两个相邻近的肠腺误认为是一条绒毛。上皮中杯形细胞很多。若切片切到淋巴小结，可以在固有层中看到，它常扩展至黏膜下层。

七、胰

取胰切片（HE 染色）观察，重点区分腺泡及胰岛，并了解胰岛结构。

胰切片

1. 低倍镜观察　少量结缔组织伸入胰实质内，将胰分成很多小叶。小叶内有许多染色较深的浆液腺泡及少数小叶内导管，这些是胰的外分泌部。在腺泡之间可见大小不一、色淡的细胞团，为胰岛，它是胰的内分泌部。在胰的结缔组织中，有时可切到环层小体，为内脏感受器。

2. 高倍镜观察　浆液腺泡的结构与唾液腺的同类腺泡相似，不同之处是在腺泡腔中可见立方形或较扁的小细胞，为泡心细胞，其细胞核扁圆形，细胞质着色较淡。

胰岛细胞排列成团索状，并彼此连接成网。细胞间散布有毛细血管。胰岛细胞的细胞核都为圆形，在 HE 染色切片中着色较深的为 A 细胞。在胰岛内还有一些染色较深、呈扁平或梭形的成纤维细胞夹杂其间。要用特殊染色方法才能区分出 A、B、D 3 种细胞。

八、肝

取肝切片（HE 染色）并结合肝小叶组织结构模型观察。

1. 低倍镜观察　可见许多多边形的肝小叶，小叶间有结缔组织分隔。每个小叶中心有一中央静脉。肝细胞以中央静脉为中心单行排列，三维结构观察呈现凹凸不平的板状结构，即为肝板。但在切片上为二维结构观察，肝细胞的排列呈现向小叶周边放射状排列的索状，因此又称为肝索。肝索分支相互连接形成网状。肝索之间的不规则空隙即为肝血窦。用肝组织结构模型观察更易理解上述结构。

肝小叶间有一些近似三角形的结缔组织区域，其中有 3 种伴行的管道（小叶间胆管、小叶间动脉及小叶间静脉，合称肝门管），为门管区。

2. 高倍镜观察　选择一比较清晰的肝小叶用高倍镜进一步观察肝索及肝血窦结构。

肝切片

肝细胞体积比较大，呈多角形，细胞核圆形，位于细胞中央，有时可见双细胞核的肝细胞。

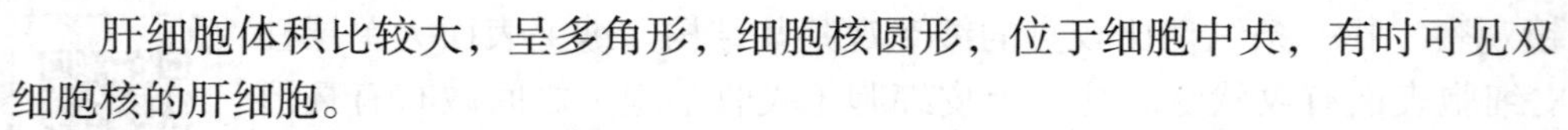

肝血窦的壁由扁平的内皮细胞组成，细胞核扁圆形，突入于管腔内。在肝血窦内可看到血细胞。

在门管区寻找肝门管，根据管壁结构辨别 3 种管道。小叶间胆管由单层立方或柱状上皮组成，上皮细胞的细胞核明显，细胞质染色浅淡，所以很容易与小叶间动脉和静脉区分开来。由于这 3 种管道都可能有分支，因此有时在同一门管区内可见到一个以上的小叶间胆管、小叶间动脉或小叶间静脉的断面。

九、示范观察

1. 壁细胞和主细胞的超微结构　用胃底腺的透射电镜照片观察。壁细胞细胞质中有迂曲分支的细胞内分泌小管，管壁与细胞顶面细胞膜相连，有微绒毛，线粒体丰富，其他细胞器不发达。主细胞的细胞核周有大量粗面内质网与发达的高尔基体，细胞质顶端有许多圆形的酶原颗粒。

2. 小肠切片（银染色）　用低倍镜找到肠腺，再换用高倍镜观察。可见在肠腺的柱状吸收细胞之间，散布有数目不多、呈黑色的肠内分泌细胞（嗜银细胞）。

3. 肝血管注射切片　使用低倍镜观察。这种切片是从肝门静脉处注射墨汁制作的，所以可清晰地显示肝血窦的分支吻合成网以及与肝小叶中央静脉的连接。同时还可以看到小叶间静脉及小叶下静脉。

4. 肝血窦的肝巨噬细胞　肝巨噬细胞，又称库普弗细胞（Kupffer cell）。用活体染色方法制作的切片观察。高倍镜观察可见有一些形状不规则的肝巨噬细胞内含有吞噬的活体染料颗粒。颗粒的颜色随所用的活体染料的不同而异。如使用台盼蓝进行活体染色，则制片时可见颗粒为蓝色；如使用中性红（neutral red）或洋红（carmine），则颗粒为红色。

5. 肝切片（PAS 反应）　高倍镜下观察用 PAS 反应制作的肝切片，可见肝细胞内含有丰富的紫红色糖原颗粒。

6. 肝切片示胆小管（硝酸银注射）　这种切片是用硝酸银经肝的胆管注射制作的。低倍镜下观察可见肝小叶内有许多呈黑色的小分支，分支互相吻合成网，这些黑色小分支即胆小管。在这种切片上，肝细胞不显现颜色。

7. 肝细胞的超微结构　用肝细胞透射电镜照片观察。肝细胞细胞质中的各种细胞器都较发达，细胞核位于细胞中央。注意观察肝细胞 3 种相邻面的结构。

●●● 思　考　题 ●●●

1. 黏膜、浆膜、外膜、纤维膜及黏膜皱襞的概念分别是什么？

2. 观察食管、胃、十二指肠、空肠及结肠等切片，可根据哪些结构特点来区分它们？

3. 结合肝的功能，试述肝的显微结构及血液循环特点。

实验十五

呼吸系统观察

【目的和内容】

1. 观察了解呼吸系统的组成及各组成部分的结构和功能特点。
2. 区分胸膜、胸膜腔、纵隔、上呼吸道、下呼吸道的基本概念。
3. 掌握肺内传导部和呼吸部的结构变化规律，以及气－血屏障的结构与功能。

【材料和用具】

头部正中矢状切标本或模型，颅骨标本，喉的解剖标本或模型，喉软骨模型，气管、支气管、肺和胸腔的解剖标本或模型。气管切片（HE 染色）、肺组织切片（HE 染色）、嗅黏膜上皮切片（HE 染色或特殊染色）。嗅黏膜上皮扫描电镜照片、肺泡壁扫描电镜照片、气－血屏障透射电镜照片。

解剖器、解剖盘、探针、显微镜。

【操作】

一、标本及模型观察

（一）头部正中矢状切标本或模型，并结合颅骨标本观察

1. 鼻腔　鼻腔由鼻中隔分为左、右两半。鼻腔后部经鼻后孔与鼻咽相通。鼻腔外侧壁有 3 个鼻甲，分别称上鼻甲、中鼻甲和下鼻甲。每一个鼻甲下方有相应的鼻道，分别称为上鼻道、中鼻道和下鼻道。上、中鼻道有鼻旁窦的开口，可用探针探察。下鼻道的前部有鼻泪管开口。鼻腔内衬有黏膜。

2. 鼻旁窦　鼻旁窦为鼻腔周围颅骨内含有空气的腔，共有 4 对，即上颌窦、额窦、蝶窦和筛窦。上颌窦、额窦和筛窦的前群及中群都开口于中鼻道；筛窦的后群开口于上鼻道；蝶窦开口于上鼻甲的后上方。

（二）喉解剖标本或模型、喉软骨模型的观察

喉以软骨为基础，借关节、韧带和肌肉连结而成。了解喉的组成，与声带紧张及松弛、声门开大及缩小有关的软骨和肌的位置和起止，以及喉腔的分部。

1. 喉软骨　喉软骨包括单一的甲状软骨、环状软骨、会厌软骨和成对的杓状软骨。甲状软骨由两块方板在前缘彼此融合而成，融合处的上端向前突出，成年男子特别显著，称喉结。环状软骨位于甲状软骨的下方，由环状软骨板和环状软骨弓两部分构成。会厌软骨形似叶状，借韧带连于甲状软骨内面。杓状软骨位于环状软骨板的上方，呈三棱锥体形，底向下与环状软骨形成关节。

2. 喉肌　根据功能，喉肌可分为以下两组肌群：

（1）开大和缩小声门的肌群　开大声门的肌有环杓后肌，缩小声门的肌有环杓侧肌和杓横肌等。

（2）紧张和松弛声带的肌群　紧张声带的肌有环甲肌，松弛声带的肌有甲杓肌。

联系功能仔细观察以上肌纤维的走行和起止。

3. 喉腔　喉腔中部侧壁有上、下两对突入腔内的黏膜皱襞，上一对称前庭襞，下一对称声襞。前庭襞之间的裂隙为前庭裂，声襞之间的裂隙为声门裂。声襞及由其覆盖的声韧带和声带肌（甲杓肌止于声带突的肌束）三者构成声带。

（三）气管和支气管解剖标本或模型的观察

气管由 16～20 个“C”字形的气管软骨以及连接各气管软骨之间的结缔组织和平滑肌构成，内面衬有黏膜。气管上接环状软骨，在食管前方垂直下降，入胸腔后在胸骨角平面分为左、右支气管入肺。右支气管短粗，较为陡直，几乎成为气管的直接延续。左支气管细长，较倾斜。

（四）胸腔和肺解剖标本或模型的观察

1. 肺的位置　左、右两肺均位于胸腔内，中间隔以纵隔。纵隔是两肺之间全部器官和结缔组织的总称，主要有气管、支气管、心、食管及大血管等。

2. 肺的形态　肺大致呈圆锥形，上为肺尖，下为肺底。肺尖突向颈根部，高出胸廓上口 2～3 cm。肺底位于膈肌上面。两肺内侧面中间有一凹陷称肺门。肺门是神经、血管、淋巴管和支气管进出的部位，周围有许多肺门淋巴结。

3. 肺的分叶　左肺由斜裂分为上、下两叶，右肺由斜裂和右肺水平裂分为上、中、下 3 叶。肺表面可见很多多角形小区，每个小区相当于 1 个肺小叶。

4. 胸膜及胸膜腔　胸膜为薄而光滑的浆膜，分为脏胸膜和壁胸膜两部分。脏胸膜紧贴肺表面，并伸入叶间裂内。壁胸膜贴于纵隔的表面、胸壁的内面和膈上面。脏胸膜和壁胸膜在肺门处互相移行。脏、壁两胸膜之间的间隙称胸膜腔。胸膜腔内有少许浆液，可减少呼吸运动时的摩擦。

二、玻片标本观察

（一）气管切片的观察

观察气管切片（HE 染色）。

1. 低倍镜观察　切片中间有一“C”字形的蓝紫色结构，为气管软骨环，存在于气管的外膜内。由外向内，可将气管管壁分为外膜、黏膜下层和黏膜层 3 层。观察并分辨以下结构：

气管切片

（1）外膜　包括透明软骨环和其周围的结缔组织，与黏膜下层界限不清。

（2）黏膜下层　由疏松结缔组织组成，此层含有气管腺，与固有层无明显的界限。

（3）黏膜层　由黏膜上皮和固有层组成。

2. 高倍镜观察　仔细分辨以下结构：

（1）外膜　由“C”字形透明软骨（气管软骨）和结缔组织构成。若切片切到气管软骨的缺口处，则可见缺口处的结缔组织中还有一些平滑肌束。

（2）黏膜下层　为疏松结缔组织，内有混合腺，为气管腺。此层与固有层无明显界限。

（3）黏膜层　黏膜上皮为假复层纤毛柱状上皮，纤毛清晰可见，上皮内有大量杯形细胞。上皮深处是固有层，固有层的纤维细密，富含弹性纤维，还有气管腺的导管、血管和神经等。

（二）肺组织切片的观察

观察肺组织切片（HE 染色）。

1. 低倍镜观察　肺的组织结构比较疏松，呈网状，有时可见较大、着色较深的管状结构，即为肺内小支气管。肺表面被覆有脏胸膜，移动切片可见肺组织内有很多大小不等的蜂窝状结构，即肺的呼吸部。还可见管径大小不一、管壁结构不尽相同的各级支气管（小支气管、细支气管、终末细支气管、呼吸性细支气管）及其伴随的血管。在两肺泡之间的结缔组织为肺泡隔。

2. 高倍镜观察　在高倍镜下观察以下结构。

（1）肺的传导部　注意观察管壁的结构变化。

① 小支气管　管腔较大，腔面覆有假复层纤毛柱状上皮。在固有层与黏膜下层交界处有不完整的环形平滑肌。在黏膜下层中有腺体。外膜可见明显的软骨块。

② 细支气管　细支气管的结构基本与小支气管相似，只是管径较小，无支气管腺体，软骨大多已消失，但平滑肌有所增加。

③ 终末细支气管　因腺体与软骨已不存在，黏膜形成许多皱襞，因此管腔成星状。上皮为单层纤毛柱状上皮，无杯形细胞。平滑肌形成完整一层环肌。

（2）肺的呼吸部　注意观察上皮的变化。

① 呼吸性细支气管　它与终末细支气管的区别在于管壁已有肺泡开口，其管壁直接与肺泡或肺泡管相连。管壁上皮为单层柱状或立方上皮，甚至移行为单层扁平上皮。

② 肺泡管　肺泡管为呼吸性细支气管的分支，由许多肺泡围成，所以自身的管壁结构很少，管壁只存在于相邻肺泡开口之间的部分。此处上皮细胞为立方形或扁平形。上皮下含少量结缔组织和平滑肌纤维。其显著的结构特点是肺泡隔边缘部形成结节状膨大。

③ 肺泡囊　肺泡囊为数个肺泡共同开口形成的囊腔，结构与肺泡管相似，但在肺泡开口处无平滑肌纤维，故肺泡隔末端无明显的膨大。

④ 肺泡　肺泡是半球形的小囊。肺泡壁很薄，衬有单层扁平上皮。上皮由Ⅰ型肺泡细胞和Ⅱ型肺泡细胞组成。肺泡表面大部分衬以Ⅰ型肺泡细胞，细胞扁平、很薄，只在细胞核部位略显厚，故在光镜下很难看清楚。Ⅱ型肺泡细胞较大，数量较少，单个或几个镶嵌在Ⅰ型肺泡细胞之间，在光镜下尚可分辨，细胞呈圆形或立方形，可以从肺泡的表面突入腔内，细胞质淡蓝色，有的呈空泡状。

⑤ 肺泡隔　相邻肺泡之间的薄层结缔组织构成肺泡隔。肺泡隔中可见许多毛细血管的断面。在人肺切片上，肺泡腔或肺泡隔内可看到一种体积较大、细胞质内有黑色灰尘颗粒的

细胞，称尘细胞。尘细胞可单个存在或数个成群存在。

（三）嗅黏膜上皮切片的观察

观察嗅黏膜上皮切片（HE 染色或特殊染色）。先在低倍镜下辨认嗅上皮和固有层，然后在高倍镜下仔细分辨以下结构。

1. 嗅上皮　嗅上皮为假复层柱状上皮，无杯形细胞。

（1）基细胞　呈圆锥形或圆形，位于上皮基部。

（2）支持细胞　呈高柱状，顶端宽大有许多微绒毛，基部较细，细胞核圆形位于上皮的上部。

（3）嗅细胞　为细长梭形，细胞核圆形位于上皮中部，细胞胞体顶部的树突伸向上皮表面形成膨大并伸出嗅毛，细胞胞体基部为细长的轴突，穿过基膜组成嗅神经。

2. 固有层　固有层为薄层结缔组织，含有丰富的血管和嗅腺。

三、示范观察

1. 嗅黏膜上皮扫描电镜照片观察　嗅黏膜上皮表面可见嗅细胞树突末端膨大成球状，称为嗅泡。嗅泡上发出 10～30 根细长的纤毛，称嗅毛。支持细胞有细长、曲折的微绒毛。

2. 肺泡壁扫描电镜照片观察　断面可见毛细血管腔和肺泡，毛细血管壁曲折并突向肺泡腔。

3. 气－血屏障透射电镜照片观察　辨认肺泡腔、肺泡上皮、基膜、内皮细胞、红细胞等结构。

思 考 题

1. 喉的哪些结构与发音有关？
2. 在光镜下如何区分气管、肺内小支气管、细支气管和终末细支气管？
3. 气体从体外吸入后，需经过哪些管道和结构才能进入血液？
4. 什么是纵隔、胸腔、胸膜腔？

实验十六

泌尿系统观察

【目的和内容】

1. 观察肾的位置、形态和被膜。
2. 观察肾的额状切面、输尿管和膀胱的大体解剖结构。
3. 观察肾的显微结构。

【材料和用具】

腹腔解剖标本及模型、肾的额状切面标本及模型、盆腔解剖标本及模型、膀胱解剖标本。肾切片（HE染色）。肾小球血管铸型扫描电镜照片、肾小球表面扫描电镜照片、肾小球毛细血管扫描电镜照片、滤过屏障和近端小管曲部透射电镜照片。

解剖器、解剖盘、显微镜。

【操作】

一、肾的位置、形态和被膜

用腹腔解剖标本及模型观察。

1. 肾的位置　肾位于脊柱两侧、腹膜后间隙内，贴靠腹后壁的上部。两肾上端靠近，下端稍远离，略呈“八”字形排列。注意观察左肾高于右肾。

2. 肾的形态　肾可分为上、下端，内、外侧缘和前、后面。内侧缘中部凹陷，是肾的血管、神经、淋巴管和肾盂出入部位，称肾门。肾门向肾内凹陷形成一个较大的腔，称肾窦。

3. 肾的被膜　肾的表面自内向外有3层被膜包绕，即纤维囊、脂肪囊和肾筋膜。肾的被膜对固定肾的位置有重要意义。

二、肾的大体解剖结构

取肾的额状切面标本和模型观察。可见肾实质分为皮质和髓质两部分。肾皮质主要位于浅层，富有血管，新鲜标本为红褐色。肾髓质位于肾实质的深部，颜色较淡，致密而有条纹，形成15～20个肾锥体。皮质伸入肾锥体之间的部分称肾柱。自髓质呈放射状伸入皮质的条纹称髓放线。锥体的尖伸向肾窦，称为肾乳头。围绕肾乳头的膜状短管称肾小盏，每个肾小盏可包绕 1～3 个肾乳头。2～3 个肾小盏合成一个肾大盏。2～3 个肾大盏合成一个扁平漏斗状的肾盂。肾盂出肾门延续为输尿管。肾窦内有肾盂、肾大盏、肾小盏、肾动脉和肾静脉及其主要分支与属支、淋巴管和神经等，其间充填脂肪组织。

三、输尿管

用腹腔和盆腔解剖标本及模型观察。输尿管是一对细长的肌性管道，上续肾盂，沿腰大肌前方下降，达小骨盆入口处，左、右输尿管分别越过左髂总动脉末端和右髂外动脉起始部的前面，然后沿骨盆侧壁弯曲向前，从膀胱底的外上角斜穿膀胱壁，开口于膀胱。输尿管在起始部，与髂动脉交叉部和斜穿膀胱壁部 3 处分别有上、中、下 3 个狭窄部。

四、膀胱

用盆腔解剖标本和膀胱解剖标本观察。膀胱空虚时呈三棱锥体形，充盈时呈卵圆形。膀胱顶端细小，朝向前上方，称膀胱尖。底部朝向后下方，呈三角形，称膀胱底。尖和底之间的大部分为膀胱体。膀胱各部无明显分界。空虚时膀胱全部位于盆腔，耻骨联合的后方。充盈的膀胱和小儿的膀胱可高出耻骨联合。

空虚时的膀胱内壁，其黏膜形成很多皱襞，但底部的三角形小区，即膀胱三角除外。膀胱内有 3 个开口，膀胱三角底的两侧各有一个输尿管的开口，膀胱三角尖端有尿道内口。

五、肾的显微结构

取肾切片（HE 染色）观察。重点观察肾小体结构，辨认肾小管各段结构特点及致密斑结构。

（一）低倍镜观察

浅部深红色部分为皮质，其中可见呈圆点状散在分布的肾小体。深部浅红色部分为髓质（肾锥体），锥体旁染色深的是肾柱。辨别皮质和髓质，在皮质内辨别皮质迷路和髓放线。

肾皮质

1. 皮质迷路　此处可见许多圆球形的肾小体和很多近端小管曲部和远端小管曲部的各种切面。近端小管曲部着深红色，远端小管曲部着色稍浅。

2. 髓放线　髓放线位于迷路之间，为许多直行的小管。但由于切的角度不同，有些小管被切成纵、斜、横各种切面。这些小管包括近端小管直部、细段、远端小管直部和集合管。

3. 髓质　也可看到各种切面的小管，主要是集合小管和细段。在近皮质部分还可看到近端和远端小管的直部。

（二）高倍镜观察

1. 皮质　辨认肾小体、近端小管曲部、远端小管曲部及致密斑。

（1）肾小体　肾小体为球形结构，由肾小球及肾小囊组成。有的肾小体可见微动脉出入的切面，此处为血管极；有的可见肾小囊与近端小管曲部相通，此处为尿极。肾小球为盘曲的毛细血管网。肾小球上皮和毛细血管内皮细胞紧贴在一起，两者不易区分，在切片上只见到大量的细胞核，细胞界线不清。肾小囊上皮为单层扁平上皮。肾小球上皮和肾小囊上皮之间的狭窄腔隙，为肾小囊腔。

（2）近端小管曲部　在肾小体周围，管腔小而不规则。管壁由单层立方形或锥体形上皮细胞构成，细胞胞体大，分界不清楚，细胞核较大而圆，位于细胞基部，细胞质染成深红色，细胞游离面可见染成红色的刷状缘。近端小管直部与曲部结构相似。

（3）远端小管曲部　管腔较大而不规则，由单层立方上皮围成，细胞较小，排列紧密，分界较清楚，细胞核圆，位于中央，细胞质染色较浅。远端小管直部与曲部结构相似。

（4）致密斑　在肾小体的血管极处寻找远端小管曲部，若看到该管靠近肾小体一侧的上皮细胞变得窄而高，细胞界线不清楚，细胞核明显多而密集的部分，即为致密斑。应从平面上理解致密斑的立体结构是一个盘状。

2. 髓质　辨认集合小管和细段。

（1）集合小管　管壁上皮细胞为单层立方形或柱状，细胞分界清楚，细胞质透明而染色浅。集合小管在肾乳头附近汇集成较大的乳头管。乳头管在近开口处逐渐变为移行上皮。

肾髓质

（2）细段　管径较细，为单层扁平上皮，细胞核较圆，染色深，突向管腔。须注意不要将细段与毛细血管相混淆，毛细血管管径也较小，但腔内往往有血细胞，而且内皮细胞更为扁平。

六、示范观察

1. 肾小球血管铸型扫描电镜照片观察　可见血管极处较粗的入球微动脉和较细的出球微动脉，以及两者之间的一团毛细血管。

肾的超微结构

2. 肾小球表面扫描电镜照片观察　肾小球由盘曲的毛细血管组成，足细胞及其突起覆盖在毛细血管的表面，形成肾小球上皮，肾小球上皮和肾小囊上皮之间的间隙为肾小囊腔。

3. 肾小球毛细血管扫描电镜照片观察　沿毛细血管长轴割断，可显示滤过屏障的切面观和内皮细胞的腔面观，可见内皮细胞有孔的区域和含细胞质而隆起的嵴，相邻内皮细胞的连接处也呈嵴样隆起。内皮细胞表面还有一些不规则的微突起。

4. 滤过屏障透射电镜照片观察　在滤过屏障断面上，辨认肾小球毛细血管腔、内皮、内皮细胞孔、基膜、足细胞、足细胞次级突起、裂孔隔膜等结构。

5. 近端小管曲部透射电镜照片观察　可见上皮细胞腔面有长而密集的微绒毛，上皮细胞的细胞核位于近基底，细胞核上方有许多顶浆小泡，细胞质中有发达的线粒体和致密颗粒（次级溶酶体），上皮细胞基部有质膜内褶。

思考题

1. 在肾的额状切面上，肉眼能看到哪些结构？请绘图展示。
2. 肾单位包括哪几部分？联系功能说明各部分的结构特点。
3. 尿液的生成及具体排放途径是怎样的？

实验十七

生殖系统观察

【目的和内容】

1. 观察男性、女性生殖系统的组成及其各器官的大体解剖结构。
2. 观察睾丸、卵巢和子宫的显微结构，了解精子形成和卵泡发育的过程。

【材料和用具】

男性骨盆正中矢状断面标本、男性生殖器离体解剖标本、睾丸及附睾解剖标本、睾丸矢状断面标本、女性骨盆正中矢状断面标本、女性生殖器离体解剖标本、子宫和阴道剖开标本。睾丸、卵巢及子宫切片（HE 染色）。精子、卵子和卵泡的电镜照片。

解剖器、解剖盘、显微镜。

【操作】

一、男性生殖器

用男性骨盆正中矢状断面标本、男性生殖器离体解剖标本、睾丸及附睾解剖标本、睾丸矢状断面标本观察。

（一）睾丸

睾丸位于阴囊内，左、右各一，为稍扁的椭圆形实质性器官。睾丸表面覆盖有鞘膜。鞘膜分脏、壁两层。脏层紧贴在睾丸表面，壁层贴在阴囊内面，两层之间为鞘膜腔。在睾丸的矢状断面标本上，可见脏层下有一层坚硬的白色结缔组织膜，称白膜。白膜内面还有一薄层结缔组织膜，称血管膜。白膜在睾丸后缘处增厚形成睾丸纵隔。从睾丸纵隔发出许多结缔组织的睾丸小隔，伸入睾丸实质中，把睾丸实质分成许多大小不等的锥体形睾丸小叶。每个小叶内有 1 ~ 4 条生精小管。

（二）附睾

附睾紧贴在睾丸的上端和后缘。附睾上端膨大为附睾头，中部扁圆为附睾体，下端较细为附睾尾。附睾尾以锐角向上移行为输精管。

（三）输精管和射精管

输精管管壁较硬，在活体阴囊处易于触摸。输精管从附睾下端起始向上行加入精索（血管、神经、淋巴管与输精管伴行，外面有结缔组织包绕形成索状，称精索），沿阴囊的两侧向上，经腹股沟管浅环入腹股沟管，再经腹股沟管深环进入盆腔。输精管行至膀胱后面，呈纺锤形膨大，称输精管壶腹，其下端逐渐变细，最后在前列腺底与精囊排泄管汇合成细的射精管，穿前列腺实质，开口于尿道前列腺部。

（四）精囊

精囊位于膀胱后方、输精管壶腹的外侧，是1对长椭圆形的囊状器官。短的排泄管与输精管末端合成射精管。

（五）前列腺

前列腺位于膀胱下方，为单一实质性器官，包绕在尿道的起始部（尿道前列腺部）。

（六）阴茎

阴茎可分为根、体和头3部分。阴茎外包有皮肤，内有2个阴茎海绵体和1个尿道海绵体。阴茎海绵体位于阴茎背侧，左、右各一。尿道海绵体位于阴茎海绵体的腹侧，尿道贯穿其全长，尿道海绵体的前端膨大为阴茎头，其尖端有呈矢状位的尿道外口。

（七）男性尿道

男性尿道起于膀胱的尿道内口，贯穿前列腺和尿道海绵体，终于阴茎的尿道外口，应注意区分男性尿道的前列腺部、膜部和海绵体部。

二、女性生殖器

取女性骨盆正中矢状断面标本，女性生殖器离体解剖标本，以及子宫、阴道剖开标本，观察下列结构。

（一）卵巢

卵巢为1对扁圆形的实质性器官，位于盆腔侧壁、髂内外动脉所夹的卵巢窝内，借卵巢悬韧带和卵巢固有韧带固定于盆腔内。性成熟前的卵巢表面光滑，经多次排卵后，表面变得凹凸不平。卵巢前缘有血管、神经出入之处，称卵巢门。

（二）输卵管

输卵管位于子宫两侧，是在子宫阔韧带上缘内的1对喇叭状弯曲的肌性管道。输卵管内侧端开口于子宫，外侧端以输卵管腹腔口开口于腹膜腔。输卵管由内向外可分为4部：贯穿子宫壁的部分为子宫部；接子宫壁的较细而直的部分为输卵管峡；由输卵管峡向外延伸，管径变宽而较弯曲的部分为输卵管壶腹；最外端扩大呈漏斗状为输卵管漏斗。漏斗部周缘不齐，有许多指状突起，称输卵管伞。漏斗底的开口即为输卵管腹腔口。

（三）子宫

子宫位于盆腔中央，在膀胱和直肠之间。成年人子宫呈前后稍扁的倒置梨形。子宫可分为底、体、颈3部分：子宫底是子宫上端圆凸、输卵管子宫口以上的部分；子宫颈是下端缩细的部分：底与颈之间为子宫体。子宫颈末端突入阴道。子宫体内的腔呈前宽后扁的三角形，称子宫腔。子宫颈内的腔称子宫颈管。子宫颈管的上口通子宫腔，下口通阴道，即子宫口。

（四）阴道

阴道呈扁平的肌性管道，前后壁经常处于相接触的塌陷状态，内腔呈横裂状。

（五）女性外生殖器

观察阴阜、大阴唇、小阴唇、阴蒂和阴道前庭等部分。

（六）女性尿道

女性尿道较粗短，起自膀胱的尿道内口，在阴道之前，开口于阴道前庭。

三、睾丸的显微结构

取睾丸切片（HE 染色）观察，了解睾丸的一般组织结构，识别各级生精细胞来理解精子形成过程，观察间质细胞的形态特点及分布情况。

睾丸切片

（一）低倍镜观察

低倍镜下可见很多被切成横切面或斜切面的管状结构，即生精小管。生精小管之间有少量疏松结缔组织，为间质，内有成群的睾丸间质细胞。选择其中细胞层次比较多的生精小管切面进一步高倍镜观察。

（二）高倍镜观察

生精小管的外周围以薄层基膜，基膜外侧有长梭形的肌样细胞。管壁很厚，由多层细胞组成。管壁的细胞可分两种，一种是生精细胞，另一种是支持细胞。

1. 生精细胞　自基膜向管腔面依次观察下列细胞：

（1）精原细胞　紧贴基膜，排列成 1 ~ 2 层，细胞胞体小，圆形或椭圆形，细胞质淡染，细胞核卵圆形或圆形，着色深浅不一，偶见有丝分裂相。

（2）初级精母细胞　在精原细胞内侧，排列成 2 ~ 3 层。细胞胞体较大，呈圆形。细胞核大而圆，常处于分裂状态，故可见密集成团的染色体。

（3）次级精母细胞　排列于初级精母细胞的内侧，细胞较初级精母细胞略小，成群存在。此细胞由于存在时间较短，故在生精小管上少见。

（4）精子细胞　细胞胞体更小，位于近管腔面，数目较多，处于精子形成过程中的不同发育时期。

（5）精子　形似蝌蚪，头部染成深蓝色小点，尾部细长，精子头部常嵌在支持细胞顶部，尾部游离于腔内。

2. 支持细胞　为锥体形细胞，数目少，分散存在于各期生精细胞之间。细胞底部宽，附着在基膜上，细胞尖端伸向管腔。由于在切片上此细胞轮廓并不十分清楚，所以只能依据其细胞胞体较大、细胞核呈椭圆形或三角形、细胞核内染色质较少、核仁清楚等特点来辨认。

3. 间质细胞　位于生精小管与生精小管之间的结缔组织中。此种细胞常成群存在，细胞呈圆形或椭圆形，细胞胞体较大，细胞核大而圆，细胞质嗜酸性。

四、卵巢的显微结构

取卵巢切片（HE 染色）观察，了解卵巢的一般组织结构，识别各级卵泡及黄体的特征，注意在一张卵巢切片上不能同时看到成熟卵泡和黄体。

（一）低倍镜观察

卵巢表面覆盖有一层立方或扁平的上皮，称表面上皮。上皮下面为染色较深的致密结缔组织，称白膜。白膜深部即为卵巢的实质。实质的中央狭小部分为髓质，由疏松结缔组织组成，其中含有血管、神经等。髓质周围较宽的部分

卵巢切片

为皮质，由较致密的组织构成，其中散布有各种不同发育时期的卵泡。

在皮质中寻找并初步辨认各级卵泡及黄体，然后进一步用高倍镜观察。

（二）高倍镜观察

卵泡

1. 原始卵泡　原始卵泡位于皮质浅层，体积小，数量多，呈球形，中央有一较大的卵母细胞。卵母细胞细胞核圆形，着色浅。卵母细胞周围有一层扁平的卵泡细胞。

2. 初级卵泡　初级卵泡由原始卵泡生长发育而来，较原始卵泡大，逐渐移至皮质深层。中央有一个卵母细胞，外围的卵泡细胞为单层立方形或柱状，一层或多层。在卵泡细胞和卵母细胞之间出现透明带。

3. 次级卵泡　次级卵泡不断发育，最后成为成熟卵泡，这是一个渐变过程，所以在切片上可以看到不同发育时期的次级卵泡，虽然它们在大小、结构上不完全一样，但仍可以看到有以下的共同结构特点：

（1）卵母细胞体积增大，透明带更为增厚，呈粉红色。

（2）卵泡细胞增至6～12层，卵泡细胞之间出现大小不等的腔隙，有的连成较大的卵泡腔。随卵泡腔增大，则可见卵母细胞及其周围的一部分卵泡细胞被推向卵泡一侧，形成卵丘。紧靠卵母细胞的一层卵泡细胞整齐地排列成放射状，称放射冠。其余卵泡细胞形成卵泡壁，称粒层。

（3）卵泡周围的结缔组织随着卵泡的生长而增生，形成卵泡膜。卵泡膜分内、外两层：卵泡膜内层较疏松，富有血管，含有梭形或多角形的膜细胞；卵泡膜外层较致密，与周围结缔组织无明显分界。

在猫或兔的卵巢切片上，有时可看到同一个次级或成熟卵泡中有2个甚至多个卵丘。

4. 成熟卵泡　成熟卵泡与后期的次级卵泡相似。不同之处是体积更大，逐渐向卵巢表面突起，透明带增厚，放射冠细胞与卵泡细胞之间出现裂隙，卵丘与颗粒层连接处变窄。卵泡腔很大，甚至肉眼即可见到卵丘，并可分辨卵母细胞。

5. 闭锁卵泡　在切片中可以看到各个时期的闭锁卵泡，其特点是卵母细胞退化消失，透明带塌陷而皱褶，并和周围的卵泡细胞分离。

啮齿类动物的次级卵泡退化时，膜细胞一度变得肥大，这些细胞被结缔组织隔成分散的细胞团或索，称为间质腺。此腺形似黄体，观察时注意不要与黄体混淆。人卵巢间质腺不发达。

6. 黄体　在有些切片中可以看到黄体。黄体为不规则形的细胞索或细胞团，周围有结缔组织被膜包裹，黄体内结缔组织中有丰富的血管。颗粒黄体细胞胞体较大，形状不规则；细胞核大，圆形或椭圆形，居中；细胞质着色浅。膜黄体细胞较少，多位于周边，体积小，形态不规则，细胞质和细胞核染色较深。

五、子宫的显微结构

子宫切片

取子宫切片（HE染色）观察，了解子宫的一般组织结构，重点观察子宫内膜构造及肌层特点。

低倍镜观察，可见子宫壁很厚，由子宫内膜、子宫肌膜和子宫外膜3层构成。

1. 子宫内膜　子宫内膜上皮为单层柱状上皮，少数上皮细胞有纤毛。上皮向固有层陷入成为末端分支的管状腺，即子宫腺。在切片上，子宫腺多被切成各种断面。固有层内含来自肌层的小血管。

2. 子宫肌膜　子宫肌膜很厚，为平滑肌，层次不易辨清。

3. 子宫外膜　子宫外膜为浆膜，在结缔组织外被覆一层间皮细胞。

六、示范观察

1. 精子扫描电镜照片　观察正常精子形态。

2. 精子透射电镜照片　精子头部有一团浓缩的染色质为细胞核，细胞核前2/3覆盖有顶体。头与尾相接处有节柱。尾中央可见纵行的轴丝，尾中段和主段轴丝外有致密纤维。尾中段致密纤维外有线粒体鞘包绕。

卵泡超微结构

3. 卵子扫描电镜照片　卵母细胞表面有许多微绒毛，可见第一极体和第二极体排出。

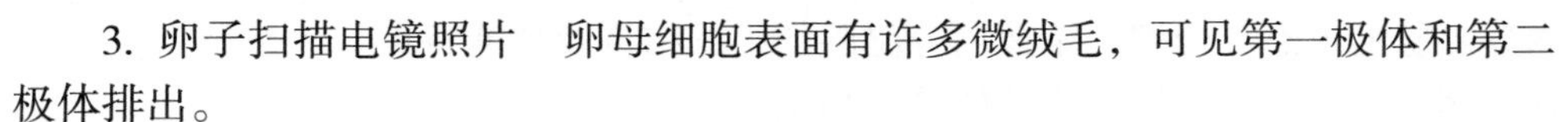

4. 卵泡剖面扫描电镜照片　可见卵泡壁、卵泡腔、卵丘和卵母细胞。

思　考　题

1. 精子的产生和排放途径是怎样的？

2. 卵泡发育的各个阶段都发生了哪些形态、结构和功能的变化？

实验十八

内分泌系统观察

【目的和内容】

1. 了解内分泌腺的形态和位置，掌握内分泌腺的组织结构及功能特点。
2. 观察并掌握甲状腺、肾上腺及垂体的显微结构。

【材料和用具】

颈部解剖标本或模型（示甲状腺和甲状旁腺）、腹腔解剖标本或模型（示肾上腺）、脑解剖标本或模型（示垂体和松果体）。甲状腺切片（HE 染色、银染色）、肾上腺切片（HE 染色）、垂体切片（HE 染色、Heidenhain-Azan 染色）。甲状腺滤泡扫描电镜照片。

解剖器、解剖盘、显微镜。

【操作】

一、标本及模型观察

（一）甲状腺

用颈部解剖标本或模型观察。甲状腺位于颈前部，棕红色，呈“H”字形，分为左、右两叶，中间以甲状腺峡相连。左、右叶贴在喉和气管上部的外侧面，上达甲状软骨中部，下抵第 6 气管软骨。有的人由峡部向上伸出一个细小的锥状叶。甲状腺外包有结缔组织被膜。

（二）甲状旁腺

用颈部解剖标本或模型观察。甲状旁腺是上、下两对扁椭圆形小体，均贴附在甲状腺左、右叶的后面。有时可埋于甲状腺组织内，不易寻找。

（三）肾上腺

用腹腔解剖标本或模型观察。肾上腺左、右各一，位于两肾的内上方。左侧肾上腺呈半月形，右侧肾上腺呈三角形，表面包以结缔组织被膜。在剖开的肾上腺标本上，肉眼可分辨皮质和髓质。

（四）垂体

用脑解剖标本或模型观察。垂体位于蝶骨体上面的垂体窝内，呈横椭圆形，借垂体柄与下丘脑相连。

（五）松果体

用脑解剖标本或模型观察。松果体位于间脑顶端后上方、两上丘间的浅凹内，形似松果。

二、玻片标本观察

（一）甲状腺切片的观察

使用甲状腺切片（HE 染色）观察。

1. 低倍镜观察　可见甲状腺周围有薄层结缔组织被膜，腺实质中有许多圆形或卵圆形的滤泡，滤泡内充满了被伊红染成红色的胶状物。滤泡间结缔组织内含有丰富的毛细血管。

甲状腺切片

2. 高倍镜观察　滤泡壁由单层立方上皮围成，细胞核圆形，细胞界线清楚。但需注意滤泡上皮细胞的形态可因功能状态的不同而改变，所以有时可见到扁平状或柱状上皮。滤泡间结缔组织中可见到一些结构和染色与滤泡上皮细胞相同的细胞团。这是由于切片只切到滤泡壁而没切到滤泡腔的缘故。滤泡旁细胞呈卵圆形，体积较滤泡上皮细胞大，在 HE 染色切片中着色较浅。滤泡旁细胞常单个嵌在滤泡壁上，或三五成群散在滤泡间结缔组织中。

（二）肾上腺切片的观察

使用肾上腺切片（HE 染色）观察。

1. 低倍镜观察　肾上腺外被有浅红色的被膜，紧靠被膜内侧呈深紫红色的部分是肾上腺皮质，占整个腺体的大部分。中间呈空隙状或淡色的部分是髓质。在观察时注意区分以下结构：

肾上腺切片

（1）被膜　为最外层浅红色的结缔组织膜。

（2）皮质　较厚，由浅层至深层依次可分为球状带、束状带和网状带。

①球状带　此层较窄，紧靠被膜，细胞排列呈团块或球状，着色较深呈红紫色。

②束状带　此层最厚，位于球状带和网状带之间，细胞较大排列成束状，细胞质着色较浅。

③网状带　此带位于束状带和髓质之间，细胞呈索状排列，细胞索交织成网，着色较红。

（3）髓质　位于肾上腺的中央，较薄，着色浅。髓质中可见腔大壁薄的中央静脉和浅紫色的嗜铬细胞。

2. 高倍镜观察　仔细观察以下结构：

（1）球状带　细胞体积较小，细胞核小而圆染色较深，细胞质呈紫红色，排列成球状团块。球状细胞团块之间有毛细血管和少量结缔组织。

（2）束状带　细胞较大排列成束状，细胞核较大而浅。束状带着色浅，这是由于细胞质内所含的大量类脂滴在制片过程中被溶解而呈现空泡状所致。细胞束间为血窦和少量结缔组织。

（3）网状带　细胞较小，细胞核小而圆，着色较深，细胞质呈深红色。细胞排列成索并交叉吻合成网，网间为毛细血管和少量结缔组织。

（4）髓质　嗜铬细胞呈多边形，细胞质着色浅，细胞核圆形或不规则。细胞排列成索或团，若用含铬盐的固定液固定标本，细胞质内呈现出褐色的嗜铬颗粒，因而称这种细胞为嗜铬细胞。在细胞间的结缔组织中有丰富的血窦，还可见到腔大而壁薄的中央静脉及其属支。在嗜铬细胞之间偶尔可见到单个存在的交感神经节细胞，细胞胞体较大，细胞质着深紫红色，细胞核大，染色质稀疏，核仁明显。

（三）垂体切片的观察

使用垂体切片（HE染色）观察。

1. 低倍镜观察　组织结构较紧密且染色较深的为远侧部，染色较浅的为神经部，两部之间的部分为中间部。在观察时注意分辨以下结构：

（1）远侧部　最外面为结缔组织被膜。细胞密集并排列成团状或索状，其间有丰富的血窦及少量的结缔组织。

（2）神经部　有许多细胞核、血窦和纤维结构。还可看到大小不等的蓝紫色团块，即赫林体。

（3）中间部　中间部狭窄，位于远侧部和神经部之间。可见细胞排列成索状，亦可见到由单层上皮围成的、大小不等的滤泡。

2. 高倍镜观察　仔细观察以下结构。

（1）远侧部　分辨各种细胞的特征。

① 嫌色细胞　数量最多，细胞较小，界线不清，细胞质着色浅，常见成堆聚集的圆形细胞核。

② 嗜酸性细胞　数量较多，多分布在远侧部中间，细胞胞体呈圆形或卵圆形，细胞界线清楚，细胞核圆形，细胞质着红色。

③ 嗜碱性细胞　数量较少，多分布在远侧部边缘部分，细胞胞体大，圆形或卵圆形，界线清楚，细胞质着紫色。

（2）中间部　细胞呈立方形或多边形，细胞质着紫色，围成大小不一的滤泡或聚集成团，滤泡腔内常有淡红色的胶质。

（3）神经部　可见呈细网状结构的无髓神经纤维和神经胶质细胞核，其中含棕色色素的为垂体细胞。此外还可见大小不一、着淡红紫色、匀质状的小体，称赫林体。在神经部，还可见血窦。

三、示范观察

1. 滤镜旁细胞的观察　用甲状腺切片（银染色）观察。在显微镜下可见标本呈棕褐色，滤泡旁细胞内含有棕黑色的嗜银颗粒。

2. 垂体远侧部细胞的观察　用垂体切片（Heidenhain-Azan染色）观察。在此种染色切片上，很易区分远侧部的3种细胞。显微镜下，可见垂体远侧部嗜酸性细胞质呈红色，嗜碱性细胞质呈蓝色，嫌色细胞着色浅淡。

3. 甲状腺滤泡扫描电镜照片的观察　可见断开的甲状腺滤泡，其中的胶状物已除去，滤泡上皮细胞呈圆顶状突向滤泡腔，并有微绒毛覆盖。滤泡旁细胞附在滤泡壁上或位于滤泡之间。

思考题

1. 内分泌腺的结构有何共同特点？
2. 全身有哪些器官和细胞有内分泌功能？它们各分泌哪些主要激素？
3. 甲状腺滤泡中的胶质是如何形成的？
4. 如何区分垂体远侧部的3种细胞？

实验十九

感觉器与皮肤观察

【目的和内容】

1. 观察眼球标本及切片，了解眼球的大体解剖结构和显微结构。
2. 观察眼副器——眼睑、结膜、泪器和眼肌。
3. 观察耳标本及内耳切片，了解耳的大体解剖结构和内耳的显微结构。
4. 观察皮肤切片，了解皮肤及其附属器的显微结构。
5. 示范观察视网膜、视杆细胞外节膜盘和螺旋器的电镜照片。

【材料和用具】

眼球解剖标本及模型、泪器解剖标本及模型、耳模型、颞骨剖开标本、内耳标本及模型、皮肤模型。眼球的水平切片（HE 染色）、内耳的纵切片（HE 染色）、头皮的垂直切片（HE 染色）。视网膜视细胞的视杆、视锥表面电镜照片、视杆细胞外节膜盘电镜照片、螺旋器电镜照片。

刀片、解剖器、解剖盘、镜子、显微镜。

【操作】

一、眼球的大体解剖结构

取眼球标本进行解剖，并结合眼球模型及眼球解剖标本进行观察。用刀片把眼球切成前、后两半，先观察后半，再观察前半。

（一）眼球的后半

从内向外辨认下列结构：

（1）玻璃体　玻璃体为充满在眼球内的透明胶状物。

（2）视网膜　除去玻璃体就可见到视网膜。它是眼球壁最内层的白色薄膜、易剥离。对照眼球解剖示范标本和模型，注意观察黄斑及中央凹。

（3）视神经盘　视神经盘是视网膜后部的一个白色圆形隆起。

（4）脉络膜　撕去视网膜后所见到的一层黑褐色薄膜即为脉络膜。此膜内富有色素细胞和血管。

（5）巩膜　撕去脉络膜所留下的眼球壁最外层即为巩膜，白色，厚而坚韧。

（二）眼球的前半

从后向前辨认下列结构：

（1）晶状体　晶状体位于虹膜与玻璃体之间，是一个双凸的透明体，前面较平，后面较凸。

（2）睫状体　睫状体是脉络膜前方的环形增厚部分。在睫状体的前部，有数十个向内侧突出并呈放射状排列的睫状突。

（3）睫状小带　将晶状体小心摘除。在摘除晶状体时，仔细观察可见到一些细丝状的纤维，即睫状小带，它将晶状体悬挂在睫状突上。

（4）虹膜　摘除晶状体后就可见到虹膜，它是眼球壁血管膜的最前部。虹膜中央的孔即为瞳孔。

（5）眼房　眼房是角膜与晶状体之间的腔隙，以虹膜为界分为前房和后房。活体眼房内充满房水。

（6）角膜　角膜是眼球壁外膜前 1/6 的透明膜，微向前凸。

二、眼副器

（一）眼睑

眼睑是保护眼球的皮肤皱襞，俗称“眼皮”，分上睑和下睑。

（二）结膜

结膜是一层薄而透明的黏膜，衬在眼睑内面的为睑结膜。睑结膜移行为贴附于眼球前面的球结膜。二者的移行部分称结膜穹，可分为结膜上穹和结膜下穹。

以上两结构可对照镜子观察或同学间相互观察。

（三）泪器

用泪器解剖标本和模型观察泪器的组成。

1. 泪腺　泪腺位于眶外上方的泪腺窝内，其排泄管开口于结膜上穹。
2. 泪点　眼的上、下睑缘的内侧端各有一小孔，即为泪点。
3. 泪囊　泪囊为位于眶内壁的泪囊窝内的一膜性囊，上端为盲端，下端通过鼻泪管开口于下鼻道。
4. 泪小管　泪小管为连接泪点与泪囊的部分，分上、下泪小管，均开口于泪囊上部。

（四）眼球外肌

用眼球解剖标本和模型观察 6 条运动眼球的肌肉。

上、下、内、外直肌均起于视神经孔周围的总腱环，向前分别止于眼球的上、下、内、外侧。上斜肌起于总腱环，在上、内直肌之间前行，止于眼球的上外方。下斜肌起于眶下壁，止于眼球下面的后外方。

三、眼球的显微结构

眼球水平切片

取眼球的水平切片（HE 染色）观察。

1. 低倍镜观察　在低倍镜下分辨眼球各部的结构特点。
2. 高倍镜观察　重点在高倍镜下观察视网膜的结构，可见由外向内分为 10 层：

（1）色素上皮层　紧贴脉络膜，由单层矮立方形色素上皮细胞组成，细胞核圆形，居细胞中央。有些细胞的细胞质中可见粗大的黑色素颗粒。

（2）视锥视杆层　视锥、视杆为视锥细胞和视杆细胞的突起，在切片上是染成红色的一层。在 HE 染色切片上不能区分视杆和视锥。

（3）外界膜　在切片上为一条染成红色的线样结构。

（4）外核层　是视锥细胞、视杆细胞的细胞核所在处，在切片上被染成深蓝色的一层，两种细胞核密集在一起不能区分。

（5）外网层　染成红色的一层，其间夹杂蓝色的细胞核。

（6）内核层　双极细胞细胞核的所在处，也被染成蓝色，但细胞核较大，排列稍稀疏，比外核层颜色要浅。

（7）内网层　也是被染成红色的一层。

（8）节细胞层　在此层中可见到散在的、大而圆的、染色浅的细胞核，为节细胞的细胞核。

（9）视神经纤维层　在切片上染成红色，内有水平走行的纤维。

（10）内界膜　是染成红色的最内一层膜，在切片上也呈一条线样的结构。

以上 10 层结构主要是由 4 层细胞组成，从外至内为色素上皮细胞、视锥细胞和视杆细胞、双极细胞、节细胞。

四、耳的大体解剖结构

取耳模型、颞骨剖开标本、内耳标本及内耳模型，观察中耳和内耳各部。

（一）中耳

中耳包括鼓室、咽鼓管和乳突小房 3 部。在外耳与中耳交界处，有一椭圆形薄膜，即为鼓膜。

1. 鼓室　鼓室是颞骨岩部内的小腔。其外侧壁有鼓膜。内侧壁上有两个孔，上孔为前庭窗，下孔为蜗窗。鼓室前壁有咽鼓管的开口。鼓室腔内有 3 块听小骨，即锤骨、砧骨及镫骨，它们以关节互相连接。锤骨的柄附于鼓膜内面，镫骨的底封闭前庭窗。

2. 咽鼓管　咽鼓管是连接鼓室和鼻咽的管道，其两端分别开口于鼓室前壁和鼻咽侧壁。

3. 乳突小房　乳突小房是颞骨乳突内许多含气的小腔。这些小腔互相交通，最后通过一个较大的腔，再向前开口于鼓室后壁上。

（二）内耳

内耳分为骨迷路和膜迷路两部。

1. 骨迷路　骨迷路分前庭、骨半规管和耳蜗 3 部，彼此互相通连。

（1）前庭　前庭在骨迷路中部，为不规则的小腔。其外侧壁为鼓室的内侧壁，上有前庭窗和蜗窗。后部有 5 个小孔，通入 3 个骨半规管中。前部有一较大的孔通耳蜗。

（2）骨半规管　位于骨迷路后部，有前、后、外 3 个骨半规管，互相垂直排列。每个骨半规管通过两个骨脚与前庭相通，其中一个骨脚有一膨大部，称骨壶腹。后、前骨半规管没有壶腹的一端合并成一个总骨脚。因此，3 个骨半规管只有 5 个孔开口于前庭。

（3）耳蜗　耳蜗为骨迷路前部，形似蜗牛壳。是由一条蜗螺旋管绕蜗轴卷曲两周半而成的。蜗顶朝前外方，为盲端。蜗底向后内方，管口开口于前庭。耳蜗的中轴为蜗轴，近水平位。将耳蜗自蜗顶至蜗底做一断面，可见自蜗轴向耳蜗内伸出一螺旋状的骨片，称骨螺旋板，此板不达到管的外侧壁。

2. 膜迷路　膜迷路是悬挂在骨迷路内的封闭、连续的膜性小管和小囊，可分为椭圆囊和球囊、膜半规管、蜗管 3 部分。

（1）椭圆囊和球囊　椭圆囊和球囊位于前庭内。椭圆囊在后上方，与 3 个膜半规管相通。球囊在前下方，下端有连合管与蜗管相连。椭圆囊与球囊之间有椭圆球囊管相连，此管向上延伸为内淋巴管，末端扩大为内淋巴囊。在椭圆囊内的底和前壁上有椭圆囊斑，在球囊内的前壁上有球囊斑，它们是位觉感受器。

（2）膜半规管　膜半规管形状与骨半规管相似，但管径较小。膜壶腹壁内面有壶腹嵴，也是位觉感受器。

（3）蜗管　蜗管是耳蜗内的膜性管，也作两周半旋转。管的两端皆为盲端，一端起于前庭，一端终于蜗顶。蜗管与骨螺旋板相接，这样把耳蜗分为上部的前庭阶和下部的鼓室阶，两阶在蜗孔处相通。

五、内耳的显微结构

用内耳的纵切片（HE 染色）观察。

（一）耳蜗

1. 低倍镜观察　可见耳蜗的横断面及其间的骨性轴（蜗轴）。蜗轴两侧有蜗管的横断面。蜗轴的骨质疏松，内有血管、神经和螺旋神经节。蜗轴向耳蜗内突出形成骨螺旋板。在骨螺旋板基部可见到一些圆形、细胞胞体大、细胞核圆、染色较淡的细胞，这就是螺旋神经节细胞。骨螺旋板的外侧是蜗管，蜗管在切面上呈三角形。

2. 高倍镜观察　选择一个较好的蜗管横切面观察。可见蜗管分上、外、下 3 壁。上壁为前庭膜。外壁为耳蜗骨膜增厚形成的螺旋韧带，螺旋韧带的表面覆以复层柱状上皮，内有血管，称血管纹。蜗管的下壁由基底膜和骨螺旋板的边缘部组成。重点观察基底膜上皮特化的听觉感受器，即螺旋器。在螺旋器可见三角形的内隧道，其两侧分别为内、外柱细胞。柱细胞基底部较宽，含细胞核，位于基膜上。内外柱细胞的顶部彼此连接，中部细长，彼此分离。内柱细胞的内侧有一个内指细胞，外柱细胞的外侧有 2 ~ 3 个外指细胞。在每个指细胞上方都有一个毛细胞，呈烧瓶形或柱状，细胞核圆、居中，细胞质嗜酸性强于指细胞，有的细胞顶部可见静纤毛。在螺旋器上方可见粉红色盖膜，盖膜因制片原因常呈弯曲状。

（二）位觉感受器

1. 椭圆囊斑和球囊斑　囊斑由局部黏膜增厚形成，上皮细胞呈高柱状，有毛细胞和支持细胞。毛细胞的毛较短，包埋于耳石膜内。耳石一般已于脱钙时消失。

2. 壶腹嵴　壶腹嵴为膜壶腹向腔内突出的嵴状隆起，横断面呈小丘状，其表面有呈粉红色圆顶状均质物，即壶腹帽。上皮为高柱状，位于基部的细胞核多属于支持细胞，位于浅部的细胞核属于毛细胞。毛细胞的毛包埋于较高的胶质壶腹帽内。

六、皮肤及其附属器的结构

结合皮肤模型，观察头皮的垂直切片（HE 染色）。

（一）低倍镜观察

观察皮肤的分层及附属器。

1. 皮肤的分层　皮肤由表及里可分为表皮、真皮和皮下组织 3 层。

（1）表皮　表皮为角化的复层扁平上皮，是数层细胞核密集、染色较深的部位，表面有角化层。

（2）真皮　真皮由致密结缔组织组成。纤维被染成红色，其间各种结缔组织细胞的细胞核染成蓝色。真皮与表皮相接处形成许多乳头状隆起，此层即为乳头层。乳头层的深部为网织层。两层间无明显分界。网织层内可见汗腺、毛囊、血管等断面。有些切片上，网织层深部尚可见到环层小体的断面。

（3）皮下组织　皮下组织中含有较多的脂肪细胞。

2. 毛　毛由毛干和毛根组成。毛干露于皮外，毛根埋于皮内。毛根周围包有毛囊。毛囊末端膨大成毛球。毛球底部有结缔组织突入形成毛乳头。在表皮与毛囊形成的钝角侧有斜行的平滑肌束，为竖毛肌。在切片上不易看到一根完整的毛，但可见到毛囊的各种斜切面。

3. 汗腺　汗腺分为分泌部和排泄部。分泌部位于真皮深层和皮下组织中，由单层锥形腺细胞围成的弯曲细管盘绕成团。排泄部是细长的上皮管道，管壁围以 2 ~ 3 层低柱状细胞，从真皮深部向表皮前进，穿过表皮开口于皮肤表面的汗孔。

皮肤的分层

4. 皮脂腺　皮脂腺是位于毛囊与竖毛肌之间的泡状腺，其分泌部中央的细胞大而透亮，色淡，周围细胞小而色深；导管极短，由复层扁平上皮围成，多开口于毛囊上部。

（二）高倍镜观察

观察表皮的分层，由深至浅分为：

（1）基底层　是邻接真皮的 1 层立方或矮柱状细胞，细胞排列整齐，细胞核呈卵圆形，染色较深。

（2）棘层　一般由 4 ~ 10 层细胞组成。细胞胞体较大，呈多边形。细胞核大，圆球形。

（3）颗粒层　由 3 ~ 5 层梭形细胞组成，细胞核和细胞器渐趋退化，细胞质内充满强嗜碱性的透明角质颗粒。

（4）透明层　较薄，由 2 ~ 3 层扁平细胞组成，细胞界线难以分辨，细胞核已消失，细胞质强嗜酸性，呈均质状，折光度高。有的标本此层不清楚。

（5）角质层　较厚，为表皮表面数层红色波纹状、无细胞核的扁平细胞。

七、示范观察

1. 视网膜视细胞的视杆视锥表面观　用扫描电镜照片观察。色素上皮被剥去，从巩膜侧看视杆和视锥。视杆的部分外节易与色素上皮一起被剥掉，使视杆部或多或少变短，因此能清楚地看到视锥。正常情况下，视锥比视杆短且数量较少。

2. 视杆细胞的外节　用透射电镜照片观察。可见视杆细胞外节的膜盘，以及色素上皮细胞的突起和色素颗粒。

3. 螺旋器毛细胞的表面观　用扫描电镜照片观察。耳蜗底部蜗管螺旋器表面观，显示1排内毛细胞和3排外毛细胞。内毛细胞和外毛细胞的毛呈“V”字形排列。

思　考　题

1. 外界光线到达视网膜要通过哪些结构？
2. 视网膜的结构有何特点？
3. 听觉和位觉感受器各是什么？它们各位于何处？
4. 声波经耳的哪些结构传到听觉感受器？

实验二十

脊髓的构造与脑干的外形观察

【目的和内容】

1. 通过对脊髓标本、脊髓模型和脊髓横切片的观察，了解脊髓的大体解剖结构和显微构造。

2. 通过对脑干标本和模型的观察，了解脑干的外部形态和脑神经进出脑干的位置。

【材料和用具】

锯开椎管显露脊髓的标本、脊髓模型、脑干标本及模型。脊髓（颈髓或胸髓）横切片（Weigert 染色或银染色）。

解剖器、解剖盘、显微镜。

【操作】

一、脊髓的大体解剖结构

取锯开椎管显露脊髓的标本和脊髓模型观察下列结构。

（一）脊髓的位置

脊髓位于椎管内，上端通过枕骨大孔与延髓相连续，下端以脊髓圆锥终于第 1 腰椎下缘。

（二）脊髓的外形

脊髓呈前后稍扁的圆柱形，全长有两个膨大部分，上方的叫颈膨大，位于第 4 颈髓到第 1 胸髓范围内；下方的叫腰膨大，位于第 1 腰髓节段至第 3 骶髓节段。向下渐渐缩小成为脊髓圆锥。自脊髓圆锥向下伸出一细丝，称终丝，止于尾骨的背面。

脊髓表面有下列数条平行的纵沟：

（1）前正中裂　为脊髓前面正中较深的裂。

（2）后正中沟　为脊髓后面正中较浅的沟。

（3）前外侧沟　为脊髓前方两侧的 1 对沟。

（4）后外侧沟　为脊髓后方两侧的 1 对沟。

（5）后中间沟　在颈髓和上部胸髓，后外侧沟和后正中沟之间的浅沟。

这些沟裂在脊髓横切片上更易观察。

在前外侧沟的全长发出一系列根丝，许多根丝组合成前根。在后外侧沟的全长也有一系列根丝，许多根丝组合成后根。每一节段的前、后根在椎间孔处汇合成脊神经。在汇合前，后根有一膨大，为脊神经节。

脊髓可分为31个节段，即颈髓8节、胸髓12节、腰髓5节、骶髓5节及尾髓1节。但脊髓的节段在标本上是不明显的，仅是以脊神经根作为脊髓节段的表面标志，即每对脊神经的根丝所连的那段脊髓就是脊髓的1个节段。

上部的脊神经根多呈直角进出于脊髓的两侧，并立即进入其相应的椎间孔。中部的神经根逐渐向下斜行到相应的椎间孔。下部的神经根更为倾斜，腰、骶、尾部的脊神经根未出相应的椎间孔前在椎管内几乎垂直下行，围绕终丝聚集成束，称为马尾。

（三）脊髓的被膜

脊髓周围包有结缔组织被膜，称脊膜，脊膜自外向内分为：

（1）硬脊膜　最外层，坚厚。硬脊膜与椎管内面骨膜之间的窄腔，称硬膜外腔，内含血管和脂肪组织等，并有脊神经根通过。

（2）脊髓蛛网膜　为硬脊膜和软脊膜之间的薄膜。它与软脊膜之间有许多小纤维束相互连接，其间的腔隙，称蛛网膜下腔，内含脑脊液。在脊髓末端蛛网膜下腔扩展成终池，此处无脊髓，只有马尾浸于脑脊液中。

（3）软脊膜　最内层，紧贴脊髓表面。

二、脊髓的内部结构

取脊髓（颈髓或胸髓）横切片（Weigert染色或银染色）进行观察。

（一）低倍镜观察

可见在脊髓中央管周围的“H”字形区域为灰质，灰质外围的部分为白质。观察前正中裂、后正中沟、前外侧沟、后外侧沟和后中间沟。

脊髓横切片

1. 灰质　灰质位于脊髓中央，呈“H”字形：

（1）前角　灰质前端扩大的部分，内含运动神经细胞群。

（2）后角　灰质后端细狭的部分。后角尖部有一倒“V”字形染色浅淡的结构，称为胶状质，由小型神经细胞组成。

（3）网状结构　在前后角之间的外侧，灰、白质交织的结构。

（4）中央管　是灰质中央的圆孔。中央管前后的灰质为灰质连合。

（5）中间带　为前后角之间的移行部分。在胸髓的横切片上，尚可见到中间带向外突出的侧角，内含中小型神经细胞，它属于交感神经节前细胞。

2. 白质　白质围绕在灰质的周围，主要由有髓神经纤维组成。白质借脊髓的纵沟分为3个索。前正中裂与前外侧沟之间为前索；后正中沟与后外侧沟之间为后索；前、后外侧沟之间为外侧索。

白质中的上、下行纤维束（传导束）在切片中不易辨认，仅在颈髓和上部胸髓的横切片上，可见后索被后中间沟分为内侧的薄束和外侧的楔束。

在灰质连合的前方有连接两侧白质的横行纤维，称白质前连合。

固有束是紧贴灰质边缘的纤维束，在白质3个索内均有。

（二）高倍镜观察

观察灰质的结构，注意前角运动神经细胞的形态和结构。

三、脑干腹侧面观

取脑干标本及模型进行观察。脑干自下而上由延髓、脑桥和中脑 3 部分组成。向上延续为间脑，向下经枕骨大孔与脊髓相连。第 3 ~ 12 对脑神经自上而下依次与脑干相连。

（一）延髓

延髓居脑干下部，下连脊髓，上接脑桥，与脑桥之间以延髓脑桥沟相隔。

1. 前正中裂及前外侧沟　是脊髓同名沟裂的延续。

2. 锥体及锥体交叉　前正中裂两侧的纵行隆起为锥体。锥体大部分的纤维左右互相交叉。在锥体的下端，显现出齿状的纤维斜索，称为锥体交叉。

3. 橄榄　是锥体外侧的卵圆形隆起。

4. 舌下神经根　由锥体和橄榄之间的前外侧沟内发出。

5. 舌咽神经、迷走神经和副神经的根丝　自上而下依次位于橄榄外侧的沟内。

（二）脑桥

脑桥居脑干中部。

1. 基底部　为腹侧膨隆的部分，其表面纤维横行。基底部正中线上有一纵行的浅沟，为基底沟，基底动脉在此沟内走行。

2. 小脑中脚　是基底部向两侧逐渐缩窄的部分。

3. 展神经、面神经和前庭蜗神经根　自内向外依次位于延髓脑桥沟中。面神经由两个根组成，一个是粗大的运动根，另一个是细小的中间神经。中间神经位于运动根与前庭蜗神经根之间。

4. 三叉神经根　位于基底部与小脑中脚的交界处。

（三）中脑

中脑居脑干上部。上界为视束，下界为脑桥上缘。

1. 大脑脚　在中脑两侧，是由粗大的纵行纤维构成的隆起，其间有凹窝，为脚间窝。

2. 动眼神经根　发自大脑脚的内侧。

四、脑干背侧面观

取脑干标本及模型进行观察。

（一）延髓

延髓下部形似脊髓，上部中央管敞开构成第四脑室底的下半部。

1. 薄束结节和楔束结节　由脊髓后索的薄束和楔束上延到延髓膨大而成。薄束结节位于内侧，楔束结节位于外侧，其深面分别有薄束核及楔束核。

2. 小脑下脚　位于楔束结节的外上方。

（二）脑桥

脑桥下部扩大构成第四脑室底的上半部，上部缩窄移行于中脑。

1. 小脑上脚　是位于脑桥背面左、右两侧的扁带状纤维束。两小脑上脚间夹以一薄层白质板，为上髓帆，构成第四脑室顶的上半部。

2. 滑车神经根　自上髓帆处发出。

（三）第四脑室底

第四脑室底呈菱形，故又名菱形窝。此窝由延髓上部和脑桥的背面共同构成。菱形窝内有下列结构：

（1）正中沟　纵贯室底正中线全长的沟。

（2）髓纹　是正中沟向外侧角横行的数条横纹，可作为延髓和脑桥在背面的分界线。

（3）界沟　正中沟两侧并与其平行的沟。

（4）内侧隆起　正中沟与界沟之间的隆起。

（5）面神经丘　靠近髓纹上方。内侧隆起上有一圆形隆凸，称面神经丘。其深面有面神经勾绕的展神经核。

（6）前庭区　界沟外侧的三角形区域，其深面有前庭神经核。

（7）听结节　是前庭区外侧角上的小隆起，内含蜗神经核。

（8）蓝斑　界沟上端的外侧，在新鲜标本上可见一青黑色浅窝，内含蓝斑核。

（9）舌下神经三角　是髓纹下方紧靠正中沟两侧的三角，其深部含舌下神经核。

（10）迷走神经三角　是舌下神经三角外侧的小三角区域，内有迷走神经背核。

（11）最后区　是迷走神经三角和菱形窝下外侧缘之间的一个狭带区。

（四）中脑

中脑背侧有4个小圆丘，称四叠体。前上方的一对叫上丘，后下方的一对称下丘。自上、下丘的外侧各向前外方伸出一条隆起，分别称为上丘臂和下丘臂。下丘臂连接间脑的内侧膝状体，上丘臂连接间脑的外侧膝状体。

思考题

1. 脊髓有几个膨大？产生膨大的原因是什么？
2. 绘制一胸段脊髓的横切面图，并注明各部结构。
3. 什么是菱形窝？窝内有哪些重要结构？
4. 脑干上有哪几对脑神经？从什么部位与脑干相连？

实验二十一

脑干的内部结构观察

【目的和内容】

1. 观察脑干切片，并结合观察脑神经核模型和神经传导通路模型了解脑干的内部构造。
2. 掌握脑干主要核团和纤维束的位置，并根据平面上所见的结构建立起立体的概念。

【材料和用具】

脑干标本、脑神经核模型及神经传导通路模型、脑干解剖学图谱。脑干切片（Weigert 染色）。

实体显微镜、显微镜。

【操作】

观察切片时要搞清每张切片是经过脑干的哪个部位切的，参照脑干标本和模型辨认切片四周的形态，考虑此切面应有哪些重要结构，以此寻找和识别主要的神经核及通过本切面的上下纤维束的位置，考虑它们之间的联系。观察时要随时思考，以建立脑干内部结构立体的概念。

切片用 Weigert 法染色，神经纤维被苏木精染上蓝色，神经核被赤藓红（erythrosin）染上红色。观察时，先用肉眼看清切片的整个形态，再在实体显微镜下辨认各神经核和纤维束的位置。各纤维束的位置要根据纤维的方向、直径的粗细及髓鞘着色的深浅来辨认。观察到神经核的位置后，再换用低倍显微镜观察神经核内的神经细胞。

观察下列切片并给各图填字（参阅有关脑干解剖学图谱，参考答案见后）。

一、延髓的内部构造

延髓分上、下两部。在下部，中央管位居中央，在结构上与脊髓相似，但此部出现锥体交叉和内侧丘系交叉后，延髓的灰质便不像脊髓灰质那样在横切面上呈“H”字形，而是被分割成各个神经核。在上部，中央管扩大成第四脑室。中央灰质成为第四脑室底的神经核团。

（一）平锥体交叉的切面

辨认下列主要结构（图 21-1）：

（1）锥体交叉　由锥体束纤维交叉而成。

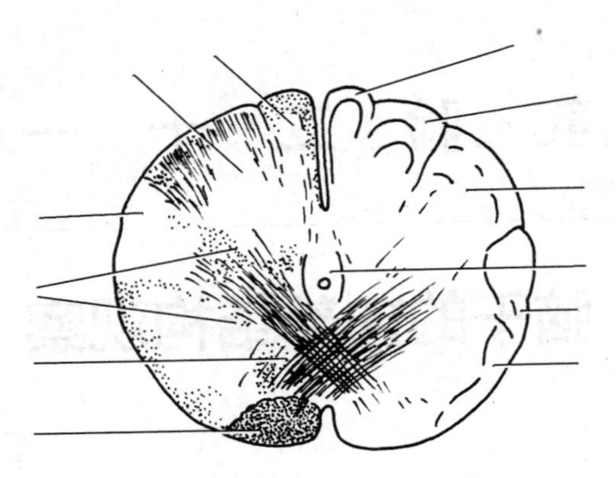

图 21–1　延髓平锥体交叉的切面

（2）薄束、楔束　是脊髓同名束的延续。

（3）薄束核、楔束核　在此切面上刚刚显露。位于薄束结节和楔束结节的深面。

（4）中央灰质　为围绕中央管的灰质。

（5）网状结构　在中央灰质两侧，由灰质、白质交织而成。

（6）脊髓小脑前束及后束　位于延髓外侧的表层，在切片上两束无明显分界。

（7）三叉神经脊束及三叉神经脊束核　在楔束的外侧，有三叉神经脊束。该束内侧有半月形的三叉神经脊束核。

（二）平内侧丘系交叉的切面

辨认下列主要结构（图 21–2）：

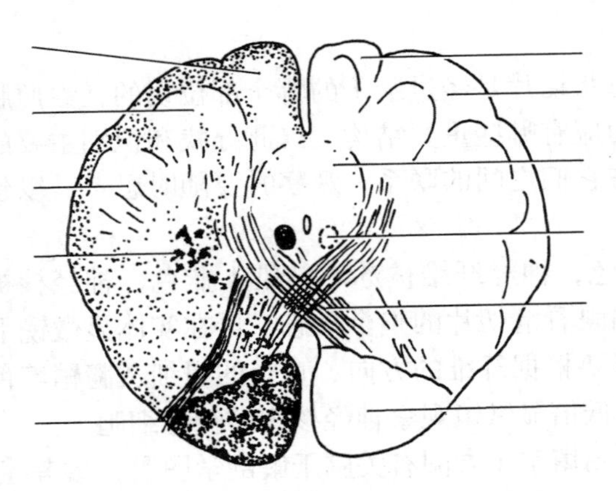

图 21–2　延髓平内侧丘系交叉的切面

（1）锥体　为下降的锥体束聚集而成，位于前正中裂两侧。

（2）薄束、楔束　两束纤维已减少。

（3）薄束核、楔束核　在此切面上两核已渐增大。

（4）内侧丘系交叉　是薄束核、楔束核所发出的纤维绕中央灰质的外缘相互交叉至对侧而成的。交叉后的纤维称内侧丘系，紧靠中线两侧上行。

（5）三叉神经脊束及三叉神经脊束核　在楔束的外侧。

（6）舌下神经核　在此切面上，仅在中央管两侧见一小核团，由此核发出的舌下神经根斜向前外。

（7）网状结构　位于中央灰质的腹外侧。

（三）平橄榄中部的切面

辨认下列主要结构（图 21–3）：

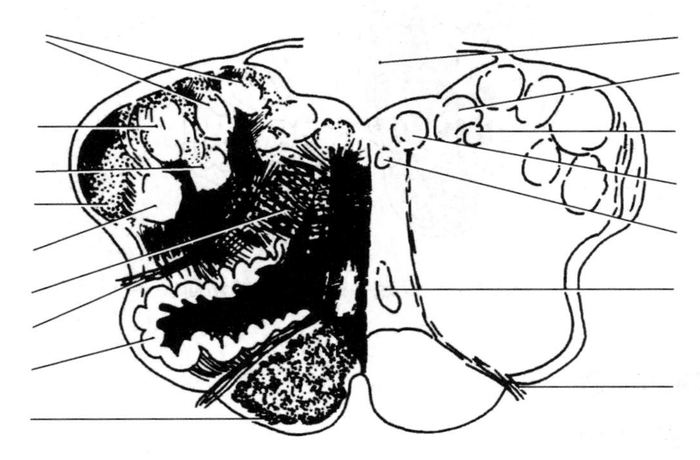

图 21–3　延髓平橄榄中部的切面

（1）锥体束、薄束核、楔束核、三叉神经脊束及三叉神经脊束核　这些结构在此切面仍可见到。

（2）下橄榄核　为橄榄深部皱缩的袋状核团。

（3）中央管　已敞开成第四脑室。

（4）舌下神经核　在第四脑室底的中线两旁。舌下神经根斜向前外。

（5）迷走神经背核　在舌下神经核的背外侧。

（6）孤束及孤束核　位于迷走神经背核的腹外侧。

（7）前庭神经核　位于上两对核的外侧。

（8）内侧纵束　在舌下神经核深方，紧靠正中沟两侧的纵行纤维束。

（9）内侧丘系　在锥体束的背侧靠中线处。

（10）小脑下脚　是三叉神经脊束背外侧的粗大纤维束。

（四）平橄榄上部的切面

辨认下列主要结构（图 21–4）：

（1）锥体束、下橄榄核、网状结构、小脑下脚、孤束核　这些结构在此切面仍可见到。

（2）前庭神经核　紧贴第四脑室底的下方，位于小脑下脚内侧背方。

（3）蜗神经核　位于小脑下脚外侧的前、后方。

（4）前庭蜗神经　在小脑下脚外侧入脑，与蜗神经核及前庭神经核相连。

（5）疑核　位于网状结构中。

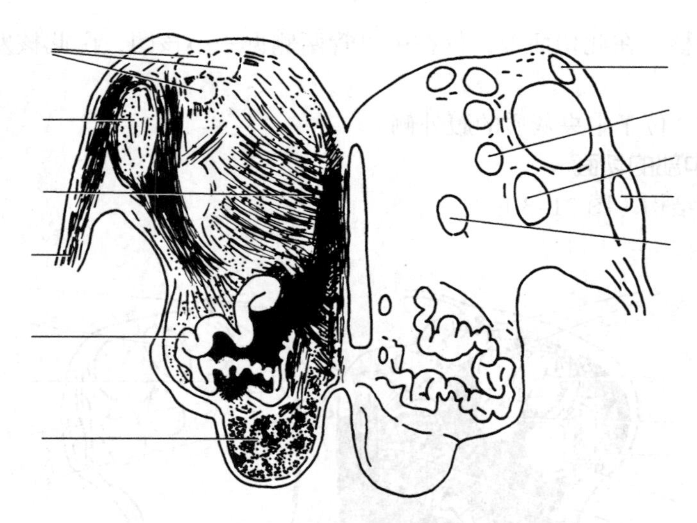

图 21-4 延髓平橄榄上部的切面

二、脑桥的内部构造

（一）平脑桥下部的切面

辨认下列主要结构（图 21-5）：

在平脑桥下部（通过展神经根及面神经根）的横切面上，脑桥可分为背侧的被盖部和腹侧的基底部。两部之间以横行的斜方体为界，在斜方体的横行纤维中有纵行的内侧丘系穿过。

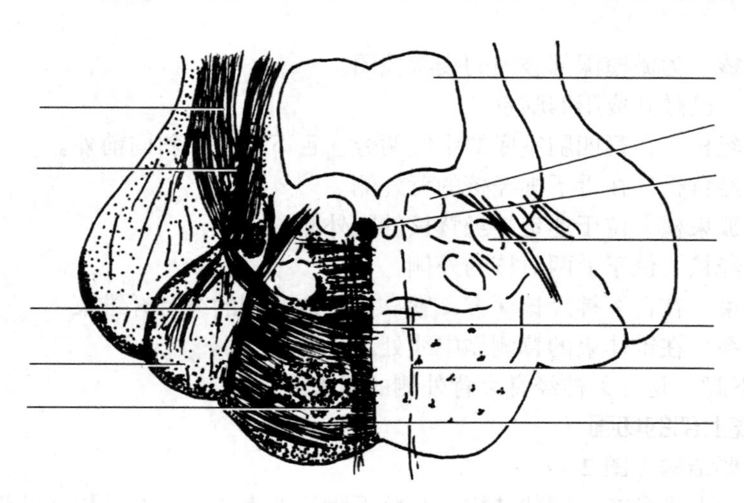

图 21-5 平脑桥下部的切面

1. 被盖部 背侧是第四脑室底。

（1）展神经核 位于界沟内侧、面神经丘的深面。其发出的展神经根斜向腹侧行进，从脑桥下缘穿出。

（2）面神经核 位于展神经核腹外侧的网状结构中。面神经根绕展神经核后，由脑桥腹外侧发出。

（3）内侧纵束　在被盖部正中缝两旁中央灰质的腹面。

（4）斜方体和内侧丘系　位于被盖部和基底部之间。内侧丘系两侧的横行交叉纤维是斜方体。

（5）外侧丘系　斜方体的纤维越过中线折向上行，即为外侧丘系。

2. 基底部　基底部在斜方体的腹侧。

（1）锥体束和皮质脑桥束　二者均为基底部内纵行的纤维束。

（2）脑桥横纤维　为基底部内横行的纤维。

（3）脑桥核　为纵横纤维之间的灰质团。

（4）小脑中脚　由横行的纤维交叉到对侧的背方，聚集成小脑中脚。

（二）平脑桥中部的切面

在平脑桥中部（通过三叉神经根）的切面上，观察与辨认下列主要结构（图 21–6）：

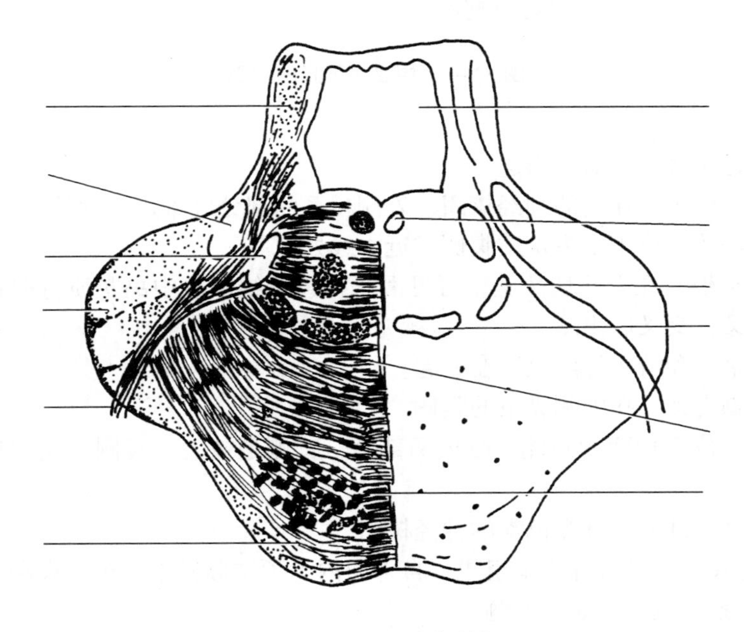

图 21–6　平脑桥中部的切面

（1）三叉神经脑桥核　位于被盖部网状结构的外侧。

（2）三叉神经运动核　位于前者的内侧。

（3）三叉神经根　位于基底部和小脑中脚的交界处。

（4）小脑上脚　位于第四脑室上方的两侧，由小脑至中脑的纤维束组成。

三、中脑的内部构造

（一）平下丘的切面

辨认下列主要结构（图 21–7）：

（1）中脑水管　第四脑室到中脑缩成中脑水管，管的四周围以很厚的导水管周围灰质，中央灰质背侧为顶盖，腹侧为大脑脚。

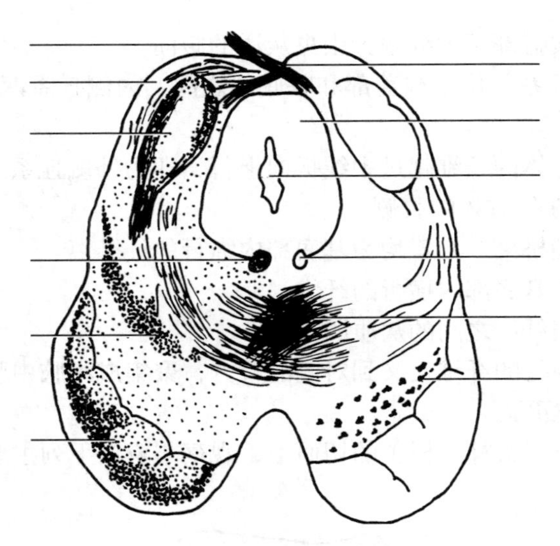

图 21-7　中脑平下丘的切面

（2）下丘　是背侧的一对小隆起。

（3）下丘核　位于下丘内的神经核团，外侧丘系的部分纤维进入此核。

（4）滑车神经核　位于中央灰质腹侧靠近中线处。

（5）滑车神经根　在有些切片上，可见滑车神经纤维围绕中央灰质行向背侧。在下丘下方，左右两根交叉，交叉后出脑。

（6）内侧纵束　和滑车神经核嵌在一起。

（7）小脑上脚交叉　在内侧纵束的腹侧。

（8）大脑脚　位于切面的腹侧，分成两部分，背侧是被盖，腹侧为大脑脚底，两者以黑质为界。

（9）黑质　呈半月形含有黑色素的神经核团。

（10）大脑脚底　由纵行纤维束组成，自外向内为顶枕颞桥束、锥体束和额桥束。

（11）内侧丘系　位于黑质的背侧。

（二）平上丘的切面

辨认下列主要结构（图 21-8）：

（1）上丘　是背侧的一对小隆起。上丘内的细胞成层排列，为上丘灰质层。

（2）动眼神经核和动眼神经副核　位于中央灰质的腹侧。

（3）动眼神经根　是动眼神经核和动眼神经副核发出的纤维，走向腹侧，由脚间窝出脑。

（4）红核　是位于被盖部的一对圆形核团。

（5）被盖腹侧交叉　位于被盖腹侧，由红核脊髓束的纤维交叉而成。

（6）被盖背侧交叉　位于被盖背侧，由顶盖脊髓束的纤维交叉而成。

（7）内侧丘系　位于红核的外侧、黑质的背侧。

（8）网状结构　主要位于红核的外侧和背侧。

（9）黑质和大脑脚底　与下丘平面相同。

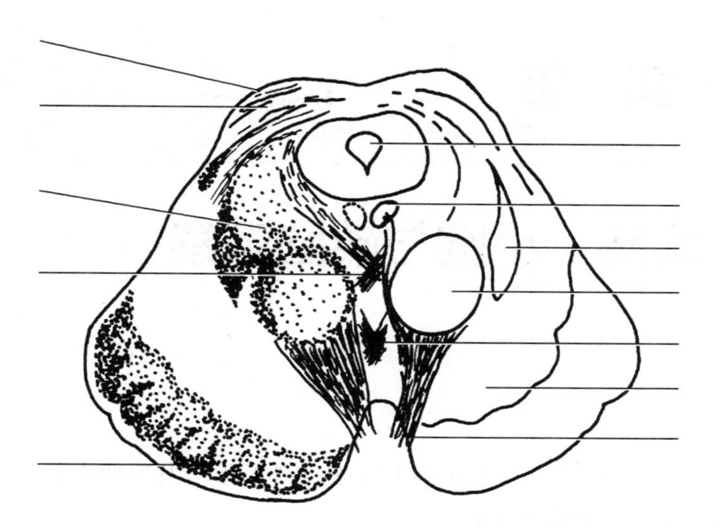

图 21-8　中脑平上丘的切面

思　考　题

分辨下列结构和概念：网状结构、锥体交叉、内侧丘系交叉、内侧丘系、外侧丘系、三叉丘脑束、内侧纵束、斜方体、被盖、顶盖、大脑脚底、基底、红核和黑质。

实验二十二

间脑、小脑与端脑观察

【目的和内容】

1. 观察间脑、小脑的标本和模型，了解间脑和小脑的外部形态及内部构造。
2. 观察并掌握小脑皮质神经细胞的分层。
3. 辨认大脑半球的主要沟、回和分叶，并观察大脑半球的内部结构。
4. 观察并掌握大脑皮质的细胞分层和构造。
5. 了解脑室和脑的被膜。

【材料和用具】

脑干标本及模型、脑正中矢状切标本、大脑水平断面染色标本、小脑标本及模型、小脑水平断面染色标本、大脑半球标本及模型、岛叶标本及模型、脑神经核模型、尾状核解剖标本、脑室标本及脑膜解剖标本、基底核标本及模型、脑解剖模型。小脑叶片的横切片（Weigert 染色或 Golgi 银染色）、大脑皮质中央前回切片（银染色）。

解剖器、解剖盘、显微镜。

【操作】

一、间脑

（一）间脑的外形

用脑干、脑正中矢状切及大脑水平断面染色标本，并结合脑的模型观察间脑各部结构。

间脑位于中脑和大脑半球之间，被两侧大脑半球覆盖。间脑分为背侧丘脑、上丘脑、后丘脑、下丘脑和底丘脑。

1. 背侧丘脑　背侧丘脑为两个卵圆形的灰质团块。前端凸隆称丘脑前结节，后端膨大称背侧丘脑枕，背侧丘脑的背面为侧脑室的底。在脑正中矢状切标本上，可见背侧丘脑内侧面构成第三脑室外侧壁的一部分。内侧面中央有一灰质的中间块，称丘脑间黏合，它连接左、右背侧丘脑。丘脑间黏合下方有一从中脑水管前方至室间孔的浅沟，称下丘脑沟，为背侧丘脑和下丘脑的分界线。背侧丘脑其余各面均与邻近部分相连，在外形上看不到。

2. 上丘脑　上丘脑位于背侧丘脑的后上方，主要结构为松果体。

3. 后丘脑　后丘脑在背侧丘脑枕的下外方，有内侧膝状体及外侧膝状体。内侧膝状体借下丘臂与下丘相连，外侧膝状体借上丘臂与上丘相连。

4. 下丘脑　在脑正中矢状切标本上，可见下丘脑位于下丘脑沟下方。它形成第三脑室下部的外侧壁。从脑底面观察，下丘脑包括视交叉、视束、灰结节、漏斗、垂体及乳头体。两侧视神经合成视交叉，交叉后延续为视束。在视交叉的后方有灰结节，后者向下移行于漏斗。漏斗下端与垂体相连。在灰结节的后方有一对圆形隆起，为乳头体。

5. 底丘脑　底丘脑是中脑和间脑的移行区，外形上看不到。

（二）间脑的内部构造

用大脑水平断面染色标本观察背侧丘脑的内部结构。每侧背侧丘脑被白质（内髓板）分隔为 3 部，即前核群、内侧核群及外侧核群。还可见到背侧丘脑的内侧面构成第三脑室侧壁的一部分。背侧丘脑的外侧面与内囊相邻。

二、小脑

（一）小脑的外形

用小脑标本和模型进行观察。小脑位于颅后窝，上面平坦，被大脑半球遮盖，下面中间部凹陷容纳延髓。

1. 小脑蚓　小脑蚓为小脑中间缩窄的部分，卷曲如环。小脑下面小脑蚓的最前部称小结。

2. 小脑半球　小脑半球是小脑两侧膨隆的部分，表面有许多平行的浅沟和少数深沟，深沟把半球分成若干叶。这些叶中以绒球最为孤立。绒球邻接小脑中脚，并借一对绒球脚与小脑蚓的小结相连，构成绒球小结叶。小脑上面第一个较深的裂为原裂。

3. 小脑脚　小脑借 3 对脚和脑的其他部分相连。小脑中脚最粗，位于最外侧，是由发自脑桥的纤维组成，与脑桥相连。小脑上脚位于脑桥背内侧近正中面，主要由小脑中央核发出的纤维组成，与中脑相连。小脑下脚位于小脑中脚的内侧，两者界线不清，由来自脊髓、延髓进入小脑的纤维组成。

（二）小脑的内部构造

用脑正中矢状切标本观察，可见小脑皮质位于表层，白质（小脑髓质）位于深层。

取小脑水平断面染色标本观察，可见白质内有灰质核团，称为小脑核。小脑核包括 4 对核团。最大的是齿状核，在最外侧，形如囊袋状。中间部为栓状核和球状核。顶核靠近中线，位于第四脑室顶部。

（三）小脑皮质的显微结构

用小脑叶片的横切片（Weigert 染色或 Golgi 银染色）观察小脑皮质神经细胞的分层。

小脑皮质

低倍镜下可见小脑皮质表面有凹凸不平的沟和小叶。注意分辨皮质和髓质。从皮质表面向内依次观察以下结构。

1. 分子层　为表面较厚的一层，在 Weigert 染色切片上呈红色，染色较浅，细胞成分较少。

2. 梨状细胞层　位于小脑皮质的中间层。梨状细胞在此层中排成一列，细胞胞体呈梨形，并可见顶部有 1～2 个树突伸入分子层内。在 Golgi 银染色切片上，梨状细胞的树突及轴突均可清晰地显示出来，可看到树突反复分支形成巨大的扇形，轴突大多被切断，只能看到接近胞体的一小段。

3. 颗粒层　是皮质深面的一层，主要由颗粒细胞组成，细胞胞体小而圆，排列很密，在银染色切片上比较清楚。

颗粒层深部为小脑髓质，由神经纤维构成。在 Weigert 染色切片上，神经纤维染成深蓝色；在 Golgi 银染色切片上，神经纤维为黑褐色。

三、端脑

端脑包括左、右大脑半球，两半球以一纵裂（大脑纵裂）分隔，裂底有横行的纤维，称胼胝体，连接两半球。

（一）大脑半球的外形

用大脑半球的标本和模型观察。大脑半球表面有许多深浅不一的沟，沟与沟之间的隆起称为回。每个半球有 3 条主要的沟：

（1）外侧沟　是半球背外侧面最明显的沟，自前向后上斜行。

（2）中央沟　起自半球上缘中点稍后方，弯向前下方，下端接近外侧沟。

（3）顶枕沟　位于半球内侧面的后部，由前下走向后上，并略转至半球背外侧面。

（二）大脑半球的分叶

用大脑半球的标本和模型观察。外侧沟、中央沟和顶枕沟把每侧半球分为下列 5 叶：

（1）额叶　位于中央沟的前方。

（2）顶叶　位于中央沟后方至顶枕沟之间。

（3）枕叶　是顶枕沟后方较小的部分。

（4）颞叶　位于外侧沟的下方。

（5）岛叶　深藏在外侧沟的里面。

（三）大脑半球背外侧面的沟回

用大脑半球和岛叶的标本和模型观察。

1. 额叶　辨认以下沟回：

（1）中央前沟　在中央沟前方并与中央沟平行的沟。

（2）中央前回　位于中央沟与中央前沟之间的回。

（3）额上沟、额下沟　自中央前沟水平向前走出的上、下两条沟。

（4）额上回　位于额上沟之上的回。

（5）额中回　位于额上沟、额下沟之间的回。

（6）额下回　位于额下沟之下的回。

2. 顶叶　辨认以下沟回：

（1）中央后沟　在中央沟后方并与中央沟平行的沟。

（2）中央后回　是中央沟与中央后沟之间的回。

（3）顶内沟　在中央后沟的后方，为一条前后方向走行的沟。

（4）顶上小叶　位于顶内沟以上的部分。

（5）顶下小叶　位于顶内沟以下的部分，又分为前部围绕外侧沟周围的缘上回和后部围绕颞上沟末端的角回。

3. 颞叶　辨认以下沟回：

（1）颞上沟、颞下沟　在外侧沟下方、与之平行的两条沟。

（2）颞上回　是外侧沟与颞上沟之间的回。

（3）颞中回、颞下回　分别位于颞下沟的上、下。

（4）颞横回　藏于外侧沟内，是颞上回上面的若干短的横回。

4. 枕叶　沟回不甚规则，且不恒定。

5. 岛叶　取切除盖在岛叶上的部分额叶、顶叶、颞叶的标本，便可见到略呈三角形的岛叶，其上面也有沟回。

（四）大脑半球内侧面的沟回

用脑正中矢状切标本和模型对以下结构进行观察：

（1）胼胝体沟　环行于胼胝体的背面，一直绕过胼胝体的后方，向前移行于海马沟。

（2）扣带沟　位于胼胝体沟上方并与其平行。此沟约在胼胝体的后部处，转向背方称为边缘支。

（3）扣带回　是位于胼胝体沟和扣带沟之间，环抱胼胝体上方的回。

（4）中央旁小叶　是中央前、后回在内侧面的移行区。

（5）距状沟　在顶枕沟下端呈弓形，向后走向枕叶的后端。

（6）楔叶　位于顶枕沟与距状沟之间，属于枕叶。

（7）舌回　位于距状沟下方，一个前窄后宽的回。

（8）海马旁回　在舌回的前方，为自胼胝体尾端折转向前的部分。

（9）海马旁回钩　是海马旁回前端弯成钩形的部分。

（10）海马　是颞叶内下部经海马沟卷入侧脑室下角，呈弓形隆起的部分。

（11）齿状回　位于海马内侧，为呈锯齿状的长条状灰质。海马及齿状回用侧脑室下角显示海马的解剖标本更容易观察到。

（五）半球的底面

用大脑半球标本和模型主要观察下列结构：

（1）嗅束　在额叶底面可见前后走行的一条纤维束，即为嗅束。

（2）嗅球　是嗅束前端膨大的部分，嗅神经终止于此。

（3）嗅三角　是嗅束向后扩大的部分。

（六）大脑的内部结构

1. 基底核　先用脑神经核模型或基底核的模型了解尾状核、豆状核与背侧丘脑的相互关系。然后再取尾状核的解剖标本和大脑水平断面染色标本进行观察。

（1）尾状核　尾状核是长形弯曲的灰质块，分头、体、尾 3 部。头部膨大，其背侧面突向侧脑室前角；体部稍细，沿背侧丘脑背外侧缘向后伸延，居侧脑室中央部；尾部细长，自背侧丘脑后端转向腹侧折曲，沿侧脑室下角的顶部前行，末端连接杏仁体（杏仁核）。

在大脑水平断面染色标本上，尾状核被切成两个断面。一个在前，较大，是头部的断面；一个在后，较小，是尾部的断面。

（2）豆状核　豆状核是位于内囊（见后）外侧的灰质团，核的前下方与尾状核头部相连，其余部分借内囊与尾状核及背侧丘脑隔开。在大脑半球水平断面染色标本上，豆状核呈三角形，核内被白质板分隔成 3 部，外侧的为壳，其余 2 部为苍白球。

（3）屏状核　屏状核为岛叶和豆状核之间的薄层灰质。

2. 大脑半球的白质　取脑正中矢状切标本和大脑水平断面染色标本观察投射纤维和连合纤维。

（1）投射纤维　投射纤维是大脑皮质与脑干、脊髓相联系的上、下行纤维。内囊是投射纤维的主要通路。

内囊位于背侧丘脑、尾状核与豆状核之间。在大脑水平断面染色标本上，可见内囊的形状为向外开放的钝角状，分为3部：前半较短称内囊前肢，位于尾状核与豆状核之间；后半较长称内囊后肢，位于豆状核与背侧丘脑之间；二者相交的钝角处称内囊膝。

（2）连合纤维　连合纤维是连接左、右大脑半球的纤维，包括胼胝体、前连合和穹隆。

①胼胝体　位于大脑纵裂底。在脑正中矢状切标本上，可见胼胝体是很厚的、头端呈钩状的纤维束板。

②前连合　在脑正中矢状切标本上，在透明隔的下方，可见一个小圆形白质断面，即为前连合的断面。

③穹隆及穹隆连合　穹隆起于海马内侧，它先向后，离开海马，成弓形向上贴附在胼胝体下面，再向前方，左右靠近，其中一部分纤维越至对侧组成穹隆连合，连接两侧海马。过了穹隆连合，两束纤维在中线两侧并行前进，构成穹隆体。穹隆体再向前，左右分开成为穹隆柱，它向前下，最后终于乳头体。在脑正中矢状切标本上，在胼胝体下方可见一弓状白色纤维束，即为穹隆柱，由于它有一部分被下丘脑所遮，因此不能看到它和乳头体的直接连接。穹隆柱和胼胝体前部的薄膜，为透明隔，分隔两侧脑室。

（七）大脑皮质的显微构造

取大脑皮质中央前回切片（银染色）进行观察，了解皮质的分层和构造。

低倍镜下表面染色较深的为皮质，深部染色较浅的为髓质。皮质从表到里根据细胞的形态、大小及排列的疏密可分6层，但各层互相移行，无明显分界。

1. 分子层　在皮质最浅层，较薄，染色浅，为少量神经细胞和许多与表面平行的神经纤维，神经细胞小而少。

2. 外粒层　细胞小而密集，染色较深，含有大量小型锥体细胞和星形细胞。

3. 外锥体层　含中、小型锥体细胞，此层较浅处为小型锥体细胞，越向深层细胞胞体越大。

4. 内粒层　与外粒层细胞相似，细胞较密集，多数是星形细胞。若切片取自中央前回，则此层不明显。

5. 内锥体层　内含大、中型锥体细胞，其轴突向髓质行进。在中央前回切片中尚可见到一种巨大的锥体细胞，即贝兹（Betz）细胞。

6. 多形层　细胞形状不一，含有梭形细胞及星形细胞，排列稀疏。

皮质深部为髓质，染色浅，由神经纤维和神经胶质细胞组成。

四、脑室

用脑室标本和脑正中矢状切标本观察。

1. 侧脑室　侧脑室左、右各一，位于两个大脑半球内。

2. 第三脑室　第三脑室是两侧背侧丘脑和下丘脑之间的矢状裂隙。向上经室间孔与侧脑室相通，向下借中脑水管与第四脑室相通。

3. 第四脑室　第四脑室位于脑桥、延髓与小脑之间，通过第四脑室顶下角的正中孔和两侧的外侧孔与蛛网膜下腔相通。第四脑室向下则与延髓及脊髓的中央管相通。

在学习和观察脑的各部结构后，再用整个脑的外形标本及脑正中矢状切标本观察，全面复习一下，以便完整地了解脑各部间的相互关系。

五、脑的被膜

用脑膜标本观察，脑膜自外向内分3层。

1. 硬脑膜　硬脑膜为外层坚韧的膜。硬脑膜伸入大脑两半球之间的突起叫大脑镰。伸入大脑枕叶和小脑之间的突起叫小脑幕。在某些部位，硬脑膜的两层膜分开，形成含有静脉血的腔道，称硬脑膜窦。

2. 脑蛛网膜　脑蛛网膜为薄而透明的膜，与软脑膜之间以许多小纤维束相连，其间的腔隙为蛛网膜下腔，它与脊髓的蛛网膜下腔相延续。

在颅腔内的某些部位，脑蛛网膜向硬脑膜方向突出形成一个个小隆起，叫蛛网膜粒，脑脊液即经此结构渗入硬脑膜窦，流入静脉。

3. 软脑膜　软脑膜是薄而富含血管的膜，紧贴脑表面，并深入沟中。在脑室壁的一定部位，软脑膜及其上的血管与脑室的室管膜上皮共同突向脑室，形成脉络丛。它是产生脑脊液的主要结构。

思 考 题

1. 间脑分为哪几部分？各部有哪些主要结构和功能？
2. 小脑的哪些结构分别属于古小脑、旧小脑及新小脑？
3. 小脑通过哪些结构与脑干的其他部位相联系？
4. 端脑包括哪几个部分？
5. 大脑半球依据哪些沟来分叶，共分几叶？
6. 为什么说内囊是非常重要的结构？

实验二十三

周围神经系统观察

【目的和内容】

1. 通过对尸体标本及全身神经分布模型的观察，了解人体脊神经和自主神经（植物性神经）分布的概况。

2. 观察神经节的显微结构，掌握神经节的结构特征。

【材料和用具】

脊神经解剖标本，颈丛、臂丛、腰丛及骶丛解剖标本，自主神经解剖标本，迷走神经解剖标本，全身神经分布模型。脊神经节切片（HE染色）、交感神经节切片（HE染色）。

显微镜。

【操作】

一、神经节

（一）脊神经节

用脊神经节切片（HE染色）观察。

1. 低倍镜观察　脊神经节外包有染成浅红色的结缔组织被膜。脊神经节内的神经细胞为节细胞，被神经纤维分隔成若干个节细胞群。

2. 高倍镜观察　节细胞有大、小两种，都是假单极神经元。大节细胞着色浅，小节细胞着色深。节细胞核位于细胞胞体中央，核仁明显。节细胞的胞体被一层扁平的卫星细胞包裹。节细胞之间有大量有髓神经纤维。

（二）交感神经节

用交感神经节切片（HE染色）观察，并注意与脊神经节比较。

低倍镜下可见神经节外包以结缔组织被膜，节细胞呈散在分布。高倍镜下可见节细胞为多极神经元，细胞核偏位。神经节内节细胞之间有大量无髓神经纤维。

交感神经节切片

二、脊神经

（一）脊神经的组成和分支

取脊神经解剖标本和模型观察。

脊神经共 31 对，即颈神经 8 对、胸神经 12 对、腰神经 5 对、骶神经 5 对和尾神经 1 对。

每对脊神经由脊髓的前根和后根在椎间孔处汇合而成。在椎间孔附近，后根上有一椭圆形膨大，为脊神经节。

脊神经出椎间孔后立即分为前支和后支。后支细小，分布于项、背、腰和骶部深层的肌肉，以及枕、项、背、腰和臀部的皮肤。前支粗大，分布于躯干前外侧和四肢的皮肤和肌肉。

（二）脊神经丛

用颈丛、臂丛、腰丛及骶丛的解剖标本和全身神经分布模型观察，了解脊神经丛的组成及其主要分布。

第 2—11 对胸神经的前支仍保持明显的节段性分布，它们位于相应的肋间隙中，即肋间神经。除此之外，其余脊神经的前支均先相互交织形成脊神经丛，然后由脊神经丛再发出一条条神经，分布于相应区域的肌肉和皮肤。

脊神经丛计有：颈丛、臂丛、腰丛、骶丛和尾丛。尾丛甚小，不进行观察。

1. 颈丛　颈丛由第 1—4 颈神经的前支组成。此丛较小，由丛发出皮支和肌支。皮支分布于枕部、耳郭、颈前部和肩部等处皮肤。肌支支配颈部深肌、肩胛提肌、舌骨下肌群及膈肌。

膈神经是颈丛中重要的神经，也是颈丛中最长的神经，发自第 3—5 颈神经，经胸廓上口入胸腔，由肺根前方下降至膈。

2. 臂丛　通过臂丛的观察，可进一步了解脊神经丛的组成。臂丛是由第 5—8 颈神经和第 1 胸神经的前支组成，在锁骨后方进入腋窝。5 条神经先集合成上、中、下 3 干，每干又分为前后 2 股，由上、中干的前股合成外侧束，下干前股自成内侧束，3 干的后股汇合成后束。在腋窝内，3 个束分别从腋动脉的内、外和后侧包绕腋动脉。3 个束再分为若干神经，分布于上肢、肩部和胸前部的肌肉和皮肤。臂丛的组成及主要分支如图 23–1 所示。

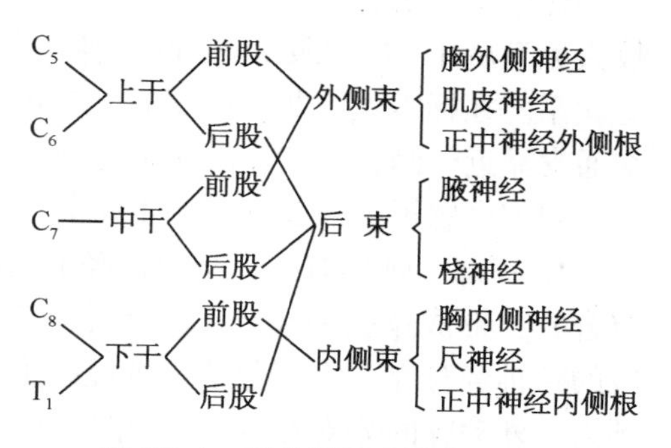

图 23–1　臂丛的组成及主要分支

观察下列主要分支：

（1）正中神经　有内、外侧两个根包夹着腋动脉。两根合成一条神经后在肱二头肌内侧缘下降，经肘部至前臂浅、深屈肌之间向下至手掌。它是前臂前群肌（桡侧半）和手大鱼际肌的主要运动神经，也是手掌面的主要感觉神经。

（2）尺神经　由内侧束发出，在肱动脉内侧下行，至肘关节后方（此处位置浅表，易受外力刺激）向下，至前臂前面在尺侧下降至手掌。它是手肌和前臂尺侧半屈肌的主要运动神经，也是手尺侧半皮肤的感觉神经。

（3）桡神经　是后束发出的一条粗大神经，经肱三头肌深面、肱骨背面斜向下外，分支至前臂。它是上肢后群肌的运动神经，也是上肢后面皮肤的主要感觉神经。

3. 腰丛　腰丛是由第12胸神经前支的一部分，第1—3腰神经前支和第4腰神经前支的一部分组成。第4腰神经前支的余部与第5腰神经前支合成腰骶干，加入骶丛。腰丛的分支除分布于髂腰肌和腰方肌外，还分布于腹股沟区、大腿的前部和内侧部，小腿和足内侧的皮肤和肌肉。股神经是腰丛中最大的一支。

股神经由第2—4腰神经的前支构成，经腹股沟韧带深面至股部，在大腿前面分数支。股神经的肌支主要支配大腿前群肌。皮支分布于大腿前部和小腿内侧、足内侧缘皮肤。

4. 骶丛　骶丛由腰骶干、骶神经和尾神经的前支组成。它的分支分布于盆壁、臀部、会阴、大腿后部、小腿，以及足的肌和皮肤。坐骨神经是骶丛的主要神经。

坐骨神经由第4腰神经至第3骶神经的前支构成，是全身最粗大的神经。它自梨状肌下孔出骨盆后，位于臀大肌的深面，经股骨大转子和坐骨结节之间降至大腿后面。观察时应注意坐骨神经在臀部的走行，并思考臀部肌肉注射时应在哪个部位注射为宜。坐骨神经在腘窝上方分为内侧的胫神经和外侧的腓总神经。坐骨神经是大腿后肌群、小腿和足肌的运动神经，也是小腿和足的重要感觉神经。

三、自主神经

自主神经分为交感神经和副交感神经两部分，它们又各自分为中枢部和周围部。用自主神经解剖标本，并结合全身神经分布模型观察自主神经周围部。

（一）交感神经

交感干成对，位于脊柱两侧，呈链锁状，由交感神经节（椎旁神经节）及节间支连接而成。上自颅底，下至尾骨，两干下端于尾骨前面合并。

交感干上的神经节借灰、白交通支与相应的脊神经相连。白交通支因是节前神经纤维，故只见于胸1—12和腰1—3的脊神经中。灰交通支是节后神经纤维，它们与31对脊神经都有联系。在标本上，灰、白交通支较难区分，一般是白交通支比灰交通支粗，在位置上，白交通支靠近外侧，而灰交通支靠近内侧。

观察交感干的各部及其主要分支。

1. 颈部　颈部有3个交感神经节，即颈上、中、下神经节。颈下神经节常与第1胸神经节合并，形成颈胸神经节（星状神经节）。由颈交感神经节发出的节后神经纤维一部分随相应的颈神经分布，大部分节后神经纤维则攀附在颈内、外动脉上，形成颈内、外动脉丛，随颈内、外动脉的分支到达所支配的器官。此外，各节还发出心神经加入心丛。

2. 胸部　胸部有11～12对交感神经节。由神经节发出的主要分支有：

（1）与肋间神经相连的灰、白交通支。

（2）内脏大神经起自胸髓第6—9节段的节前神经纤维，经过胸交感神经节，但不换神经元，出交感干后向下合成一干，在脊柱前面向下走，穿过膈入腹腔，终于腹腔神经节。

（3）内脏小神经起自胸髓第10—12节段的节前神经纤维，经过胸交感神经节，但不换神经元，出交感干后汇成一干，穿过膈入腹腔，终于主动脉肾节。

3. 腰部　腰部有4～5对交感神经节。节上除发出灰、白交通支（只见于腰1—3）外，还有分支参与腹主动脉丛及肠系膜下神经丛的形成。

4. 盆部　盆部包括4对骶交感神经节和两侧交感干尾部合成的一个奇神经节。节上除发出灰交通支外，尚有小支加入下腹下丛。

（二）副交感神经

此处只观察迷走神经的走行。用迷走神经解剖标本进行观察。迷走神经是行程最长的脑神经，经颈静脉孔出颅。在颈静脉孔处有一个上神经节（颈静脉神经节），在该节稍下方有一个更大的下神经节（结状神经节）。在颈部，迷走神经在颈总动脉和颈内静脉之间的后方下降达颈根部，由此向下，左、右侧迷走神经的行程略有不同。

左迷走神经在左颈总动脉与左头臂静脉之间进入胸腔，入胸腔后参与形成左肺丛和食管前丛。向下延续即成迷走前干。它经食管裂孔入腹腔后，沿胃前壁、胃小弯等处分支至胃及肝。

右迷走神经在右锁骨下动脉与右头臂静脉之间进入胸腔，入胸腔后参与形成右肺丛和食管后丛，向下延续即成迷走后干。它经食管裂孔入腹腔，除发出分支加入胃后支分布于胃后壁等处外，还发出较粗大的腹腔支。

迷走神经在颈、胸和腹部发出许多分支，观察下列较重要的分支：

（1）颈心支　有 2 ~ 3 支，由迷走神经的颈段发出，与交感神经一起组成心丛。

（2）喉返神经　发自迷走神经干的胸段，但立即返至颈部，是喉肌的主要运动神经。左喉返神经发出的位置较低，绕过主动脉弓返至颈部。右喉返神经发出位置略高，绕过右锁骨下动脉返回颈部。

（3）腹腔支　在胃贲门附近，可见由迷走神经后干发出一较粗大的分支，即为腹腔支，加入腹腔丛。

（三）内脏神经丛

内脏神经丛很多，如前所见的心丛、肺丛等。内脏神经丛内包括有神经节、交感神经及副交感神经纤维。观察腹腔丛，以了解内脏神经丛的组成。

腹腔丛是最大的内脏神经丛，围绕在腹腔动脉和肠系膜上动脉的根部。丛内有一对腹腔神经节，形状不规则，接受内脏大神经的节前神经纤维，节的下外侧特别突出，称主动脉肾节，接受内脏小神经的节前神经纤维。此丛伴随主动脉的分支再组成许多副丛，如肝丛、胃丛、肠系膜上丛等，分别沿同名血管分支到达各脏器。迷走神经的腹腔支也参加腹腔丛的组成。

思　考　题

1. 绘制一脊神经节切面图，并注明各部的名称。
2. 试述脊神经的组成及脊神经丛的组成。
3. 比较躯体运动神经和内脏运动神经在结构上的不同点。
4. 交感神经和副交感神经在结构及功能上有何不同？

实 验 二 十 四

HRP 法追踪神经联系

【目的和内容】

1. 辣根过氧化物酶（horseradish peroxidase，HRP）法追踪神经联系是利用轴质运输现象追踪神经联系的一种方法。通过本实验了解 HRP 追踪神经联系的方法和此法的特点。

2. 掌握注酶、灌流、固定、冷冻切片或振动切片、成色反应和各种药液的配制技术。

【材料和用具】

大白鼠。

辣根过氧化物酶、3,3′- 二氨基联苯胺（3,3′-diaminobenzidine，DAB）、过氧化氢、多聚甲醛、戊二醛、乙醚或戊巴比妥钠、生理盐水、蔗糖、磷酸二氢钠、磷酸氢二钠、蛋白甘油、中性红或甲基绿、二甲苯、树胶、各级溶度乙醇。

20 μL 微量注射器、丝线、灌流装置、冷冻切片机或振动切片机、毛笔、培养皿、染色缸、载玻片、盖玻片、解剖器、显微镜或暗视野显微镜。

【操作】

一、试剂的配制

（一）磷酸缓冲液

磷酸缓冲液的配制方法见实验二。

（二）10 g/L 多聚甲醛 –1.25% 戊二醛磷酸缓冲液溶液

多聚甲醛	5 g
蒸馏水	250 mL
在通风橱内加热溶解	
25% 戊二醛	25 mL
0.2 mol/L 磷酸缓冲液（pH 7.4）	加至 500 mL

（三）100 g/L 蔗糖磷酸缓冲液溶液

蔗糖	50 g
0.1 mol/L 磷酸缓冲液（pH 7.4）	500 mL

混合后置 0～4℃下保存备用。

（四）1% 过氧化氢溶液

30% 过氧化氢	0.165 mL
蒸馏水	4.835 mL

（五）5～10 g/L 中性红或甲基绿染液

中性红或甲基绿	0.5～1 g
蒸馏水	100 mL

二、麻醉

取大白鼠一只，用乙醚麻醉或用戊巴比妥钠（用量为 40 mg/kg）麻醉。

三、注酶

将称好的 HRP（要求其纯度 RZ 值至少在 2.5 以上）置一末端为尖形的小玻璃管中。用生理盐水配成 30% 的溶度。以 20 μL 的微量注射器吸取 20 μL，注入鼠左侧或右侧的舌肌内。注入时，针尖插入注射部位后，最好等几分钟后再开始注射，每注射 1 μL 历时约 1 min 左右。注射完后，应留针几分钟再拔出针头。

四、存活

动物存活 24～48 h。主要是使 HRP 被神经末梢摄入后，沿轴突逆行运输至神经元胞体。

五、灌流固定

动物麻醉后，进行心脏内灌流固定。灌流装置的盛液瓶应距动物有一定的高度，以维持灌流的压力。将鼠绑扎于鼠板上，剖开胸腔，暴露心脏并剪开心包。经心包横窦穿一丝线绕主动脉根部打一松结。在心尖部剪一小口，将灌流针管经左心室插入主动脉，须注意不要插得太深而刺破主动脉。用先穿好的丝线固定灌流针管于主动脉内，然后在右心房剪开一小孔，以便回流血液和灌流液流出。打开灌流装置，即可进行灌流。灌流过程如下：

（1）速灌生理盐水 50 mL。

（2）灌注 10 g/L 多聚甲醛 –1.25% 戊二醛磷酸缓冲液溶液 500 mL，前半速灌，后半缓灌，总历时约 30 min。

（3）灌注预先冷藏（0～4℃）的 100 g/L 蔗糖磷酸缓冲液 500 mL，前半速灌，后半缓灌，总历时约 30 min。

灌流要保证灌流液畅通，防止灌流液受阻，从右心房回流的灌流液要能不断流出。灌流的效果可通过观察肝的颜色变化来判断，效果好的灌流可见肝的颜色逐渐变为淡黄色。

六、取材

开颅取脑，剥去硬脑膜，可见脑已变硬。取出延髓，切下舌下神经核所在的部分，可立即进行切片，也可保存于 100 g/L 蔗糖磷酸缓冲液中，0～4℃下可保存过夜。

七、切片

为保证酶的活性，宜用冷冻切片机或振动切片机切片，切片厚 40 ~ 60 μm。用毛笔将切片收集于盛有 0.1 mol/L 磷酸缓冲液（pH 5.5）的培养皿中。

八、成色反应

摄入神经元中的 HRP 与过氧化氢结合形成 HRP 与过氧化氢的络合物，该络合物可氧化各种供氢的成色剂（如 DAB），使成色剂生成不溶于水的有色沉淀物。

收集于培养皿中的切片换入以下作用液内：

DAB	40 mg
0.1 mol/L 磷酸缓冲液（pH 5.5）	20 mL
1% 过氧化氢（临用时加）	0.2 mL

作用液需临用时配制。在作用液中，室温下暗处作用 30 min。

九、冲洗

用 0.1 mol/L 磷酸缓冲液（pH 5.5）冲洗切片。

十、贴片

用蛋白甘油（配方见实验一）贴片。贴片后应避免高温干燥，可放入干燥器中干燥，使切片贴牢。

十一、对比染色

用 5 ~ 10 g/L 的中性红或甲基绿染液对比染色。

十二、脱水、透明和封固

按常规用各级浓度的乙醇脱水，经两次二甲苯透明后，用树胶封固。

十三、镜检

在显微镜下，观察延髓的舌下神经核处，在注射侧的舌下神经核处有被标记的神经细胞。被标记的神经细胞胞体的细胞质和近端树突内含有棕黑色的细颗粒。如在暗视野显微镜下观察，这些棕黑色的细颗粒则呈细亮点。注意应与含有较粗颗粒的结缔组织细胞和血管内皮相区别。

思考题

1. 为什么注酶后应留针几分钟？
2. 怎样判断灌流固定的效果？
3. 在注射了 HRP 的舌肌对侧延髓舌下神经核处有无被标记的神经细胞？

实验二十五

脑的立体定向技术

【目的和内容】

1. 了解立体定向仪的结构和使用要求。

2. 掌握脑定向图谱的使用。

3. 以损毁大白鼠一侧内侧膝状体为例，学习麻醉、定位、开颅、对照定向图谱使用立体定向仪。

【材料和用具】

成年大白鼠（体重 280 ~ 320 g）。

戊巴比妥钠、骨蜡、生理盐水、95% 乙醇、1 g/L 亚甲基蓝溶液、甘油。

立体定向仪（江湾 – Ⅰ型 C）、鼠脑定向图谱、牙钻、牙钻头、解剖器、1 μL 微量注射器、载玻片、盖玻片、冰冻切片机、显微镜。

【操作】

一、立体定向仪的结构

立体定向仪为直线式或三平面式定向仪，是以 3 个假想的彼此相互垂直的 3 个平面组成空间立体直角坐标，脑深部的某一微细结构（如神经核）可以按这一坐标系统加以定位，在使用时，以电极移动架上的刻度，读出电极尖端的三维坐标数值。

（一）立体定向仪的基本设计原则

立体定向仪的基本设计原则如下：

（1）利用颅骨表面的某些解剖标志，如矢状缝、外耳道的中心轴、眶下缘中央部、前囟中心、人字缝头和上门齿根部等部位，同脑表面及深部某一结构（如红核、前连合等）的相对恒定关系，从外部确定脑深部各结构的位置。

（2）用立体空间直角坐标，以毫米为单位，描述脑深部某结构所在的空间位置。

（3）用一坚固的金属主框，加上几种杆、夹组成准确且两侧对称的头夹，将头以几个部位作为固定点，牢固地固定起来（不允许 1/5 mm 的移动）。

（4）用一组三维立体滑动尺，可读 1/10 mm 的电极移动架（上下滑动的下端装有电极夹）

来导向，使电极准确插入脑内某一指定结构。

（二）江湾－Ⅰ型 C 立体定向仪的组成

此仪器可用于猕猴、猫、兔、豚鼠及大白鼠，主要部件有：主框、电极移动架及头固定装置。

1. 主框　主框呈“U”字形，框的每臂长 30 cm，上有刻度，前部（横部）框上有中点刻度，并可移动 1.5 cm，主框四面装有可调节的主框脚。

2. 电极移动架　电极移动架由三维滑尺组成，左右和前后可移动范围均为 55 mm，上下可移动范围为 65 mm，左右前后滑尺的刻度可读出 1/10 mm。这个移动范围可用于大到较大的猕猴，小到体重 120 g 的大白鼠。江湾－Ⅰ型 C 的电极移动架，在左右移动滑尺与前后移动滑尺之间装了一个圆形盘状的转动结构，这个结构内有一圆形齿向内的齿轮，旋动圆形盘后下部的一个旋动螺旋，可使前后方向的滑尺以一定角度旋转，最大可达 90°。

3. 头部固定装置　头部固定装置包括两个部分，即固定上颌的结构和耳杆固定柱。耳杆固定柱为各类动物共用结构，耳杆则各种动物有所不同。一对尖端较粗的直形耳杆用于猴及猫的固定，一对尖端弯曲的斜形耳杆用于兔的固定，一对直形尖端较细的耳杆用于鼠的固定。上颌固定器，各类动物也有区别：猴、猫上颌固定器由一“U”字形小框加上一对眼框括和一对门齿固定杆构成。兔上颌固定器为一块横板，上面固定着一块长形、有槽孔的门齿板和一对眼眶钩。鼠上颌固定器与兔相似，但较小，眼眶钩较细短。

二、立体定向仪的一般校验

立体定向仪经过搬动或长期不用后，使用前应先校验，重点是校验电极移动架各滑尺是否保持直角，可用三角板测定各滑尺所组成的角度是否为直角。

检查主框两臂的平行情况，可装上猫用的一对耳杆，看两耳杆的尖接触处是否在正中线，还可用水平仪校正。

检查后，可进行以下检验性操作，将两侧耳杆固定柱旋松，在主框上前后移动，然后再按原规定刻度装好，看两侧耳杆尖是否完全对正，取下一侧耳杆，将一侧电极移动架装好。前后、左右及上下移动各滑尺，使装在电极夹上的假电极（空针头）尖正对耳杆尖的中心，记下各滑尺的刻度读数，然后卸下电极移动架。再装上，并按上法，测定耳杆尖的部位，记下 3 个滑尺的读数。如此反复操作 5～10 次，取各读数的平均数，并标出标准差及全距。

三、立体定向仪的准备

对鼠头的固定，是以两外耳道中心点连线及上门齿根部为准，但规定水平标定面的办法因所采用的图谱不同而有所不同。

以 Pellegrino 鼠脑定向图谱为例，此图谱采用 de Groot 坐标的规定进行鼠头固定，方法较简便，具体操作如下：

（1）先将立体定向仪上的两直形而尖端较细的鼠用耳杆装上，再将鼠用上颌固定器的门齿板及眼眶钩换上，门齿板槽孔前端上缘有利刃的一侧朝上。

（2）将电极移动架装上，并装上 1 μL 微量注射器，把微量注射器的针尖移到门齿板槽孔上缘，以微量注射器针尖作为标志，上下调整上颌固定器，使门齿板的上缘比耳杆尖高 5 mm。这时通过门齿板的上缘所作的与定向仪主框平行的平面，即为水平面（HZP）零平面，与此垂直、通过头骨矢状缝的平面，为矢状零平面，通过两外耳道与上述两平面垂直的平面，为冠状标定平面（VZP）。用这种定位方法，HZP 是通过前连合与后连合（底部）的连线。

鼠头在江湾－Ⅰ型 C 立体定向仪的固定方法如图 25-1、图 25-2 所示。

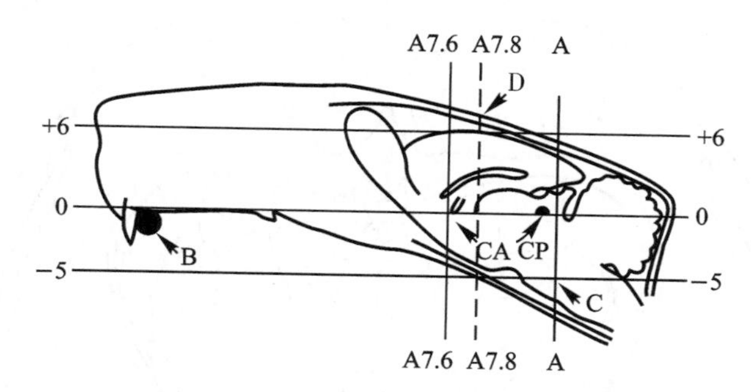

图 25-1　鼠头位置的标准平面

CA：前连合；CP：后连合；C：外耳道连线；B：上门齿板；
D：前囟中心；AA：垂直面（VZP）0 点；00：水平面（HZP）0 点

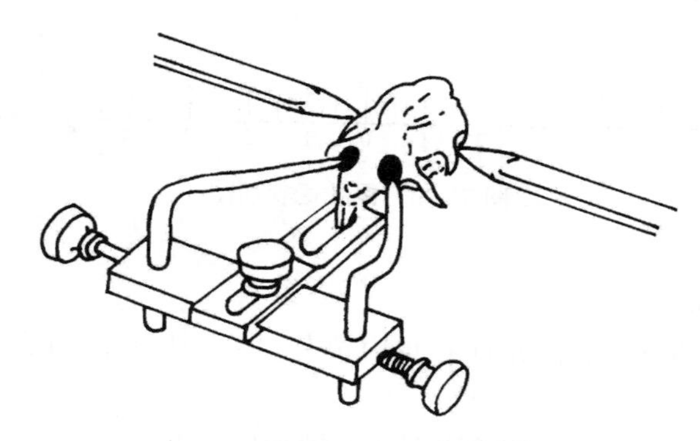

图 25-2　鼠头在立体定向仪上的固定方法

四、鼠脑定向图谱的使用

Pellegrino 鼠脑定向图谱用的大白鼠体重规定为 280 ~ 320 g。图谱上的冠状切片每张间隔 200 μm。矢状切片，近中线部每张间隔 200 μm，外侧部每张间隔 400 μm。

轮廓图中，皮层用粗实线表示，有髓纤维用细实线表示，各神经核皮层下区的大致轮廓用虚线表示，而小脑皮层用点线描绘（图 25-3）。

此图谱的坐标系统，矢状切面采用 A 坐标系统，冠状切面采用了 A 和 B 两种坐标系统，不论哪一种坐标系统，鼠头都必须固定成这样的方位，即外耳道连线（鼠固定于定向仪上时的一条假想标定线，它通过外耳道中心）恰好低于门齿板上沿 5 mm。

1. A 坐标系统　此系统中，水平零平面于门齿板上，并且比外耳道连线高 5 mm，此平面通过前连合和后连合（见图 25-1）。

（1）脑的上下（背腹）方向的坐标，以图上右侧标尺（mm）表示。de Groot 水平零平面以“0”表示。零平面以上为正，零平面以下为负。

（2）前后（嘴尾）方向坐标，以轮廓图右上方的数字（mm）表示，矢状轮廓图前后坐标

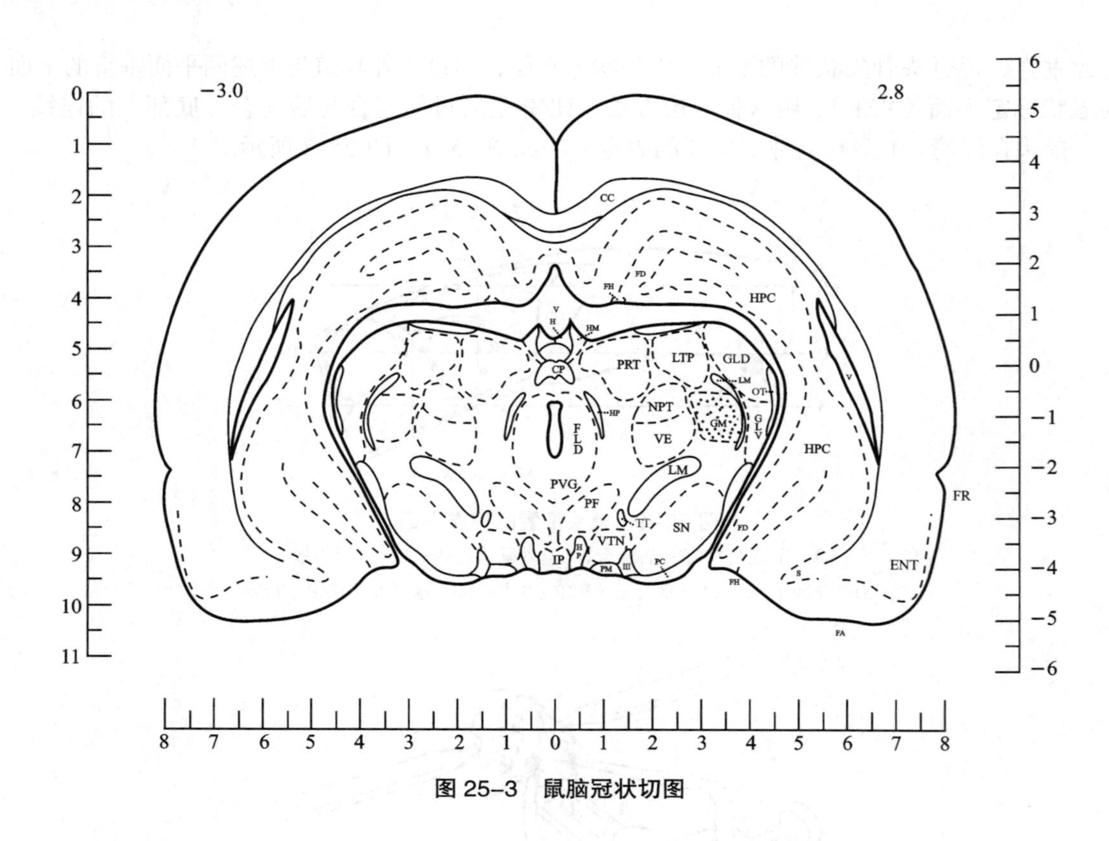

图 25-3　鼠脑冠状切图

以标尺下面的数字（mm）表示。

（3）前后（嘴尾）坐标向尾侧的平面用负号“-”表示，向头端的平面用正号“+”表示。

（4）内外侧坐标值（mm），可从轮廓图下方的标尺读出。

2. B 坐标系统　仅用于冠状切面图，它以颅骨前囟（即颅骨冠状缝和矢状缝的交点）作为前后方向的零参照点。

（1）前后坐标见各冠状图左上方的数字（mm）。

（2）前后坐标向尾侧的平面以负号“-”表示，向头侧的平面用正号“+”表示。

（3）以大脑皮质或小脑半球最高点为水平零点的坐标数值，标记在每一冠状图的左侧。

本次实验以损毁大白鼠一侧内侧膝状体为例，学习脑定向图谱及立体定向仪使用。确定插入到一侧内侧膝状体的定向坐标时，先按英文名称的缩写“GM”，从图谱的名称索引（按英文字母顺序排列）中查出有内侧膝状体（GM）的轮廓图号，找到相应的定位图（见图 25-3）。

如用 A 坐标系统，可见前后坐标为 2.8 mm（见图右上方数字），即表示 de Groot 垂直零平面前 2.8 mm，内外侧坐标为 3.0 ~ 4.0 mm（见图底部标尺数值），上下（背腹）坐标为 -0.5 ~ -1.5 mm，即水平零平面以下（腹侧）0.5 mm 至零平面以下（腹侧）1.5 mm 的范围内（见图右侧标尺数值）。

如选用 B 坐标系统时，上述结构的坐标则为：前后坐标为 -3.0 mm（见图左上方数字），即前囟平面向后 3.0 mm，内外侧坐标为 3.0 ~ 4.0 mm，上下（背腹）坐标为 6.0 ~ 6.5 mm，即向下（腹侧）的深度为 6.0 ~ 6.5 mm（见图左侧标尺数值）。

五、定向损毁

用戊巴比妥钠（40 mg/kg）将鼠麻醉后，把鼠固定于立体定向仪。

鼠头固定后，用解剖刀和剪切开颅部皮肤，然后按图谱上的坐标，确定微量注射器插入颅顶骨的相应部位，用牙钻钻开一孔，暴露出硬脑膜，如有出血，可用骨蜡止血。按图谱上的坐标数值，用微量注射器损毁一侧内侧膝状体。

六、检查损毁结果

取出鼠脑，切取有损毁痕迹区域的脑组织块，冰冻切片，按实验七神经元涂片制作中的亚甲基蓝染色法，用甘油封片。在显微镜下检查损毁的部位是否是内侧膝状体。

思　考　题

1. 试述立体定向仪的基本设计原理。
2. 立体定向仪经过搬动或长期不用，应如何进行校验？
3. A 坐标系统与 B 坐标系统有何区别？

实验二十六

人体断层概览

【目的和内容】

1. 了解人体主要部位的断层结构，理解主要断层上各结构的形态、位置、毗邻和其相互之间的关系及变化的一般规律。

2. 掌握断层解剖学常用术语的含义。

3. 比较断层图像、计算机体层成像（computed tomography，CT）图像和磁共振成像（magnetic resonance imaging，MRI）图像的差异。

【材料和用具】

人体断层标本、人体断层图谱、CT 图谱和 MRI 图谱。

【操作】

一、头部

（一）理解头部断层解剖学常用基线的含义

1. Reid 基线　Reid 基线（Reid base line，RBL），即下眶耳线，为眶下缘至外耳道中点的连线。头部横断层标本的制作多以此线为基准，冠状断层标本的制作基线与此线垂直。

2. 眦耳线　眦耳线（canthomeatal line，CmL）或称眶耳线（orbitomeatal line，OmL），为眼外眦与外耳道中点的连线。颅脑轴位扫描（横断层扫描）多以此线为基线，依检查目的不同，使扫描平面与 CmL 向头侧成角 0～25°。CmL 与 RBL 向头侧成角 16.74° ± 2.52°。

3. 连合间线　连合间线（intercommissural line）为前连合（anterior commissure，AC）后缘中点至后连合（posterior commissure，PC）前缘中点的连线，又称 AC–PC 线。脑立体定向手术和 X–刀、伽马刀治疗多以此线为准，故人脑立体定位图谱多以此线进行研究。

（二）头部主要横断层解剖

1. 经中央旁小叶中部层面　此为颅脑上部的典型层面，该断层经中央旁小叶中部，主要显示额、顶叶上部结构（图 26–1）。中线结构为大脑镰。大脑镰前、后端接三角形的上矢状窦断面。左、右侧半球以大脑镰为中线呈镜缘对称。中央沟自半球外侧缘中点稍前方行向后内侧，分开前方的额叶与后方的顶叶。中央前回厚度大于中央后回。中央沟的前方依次可见中央前

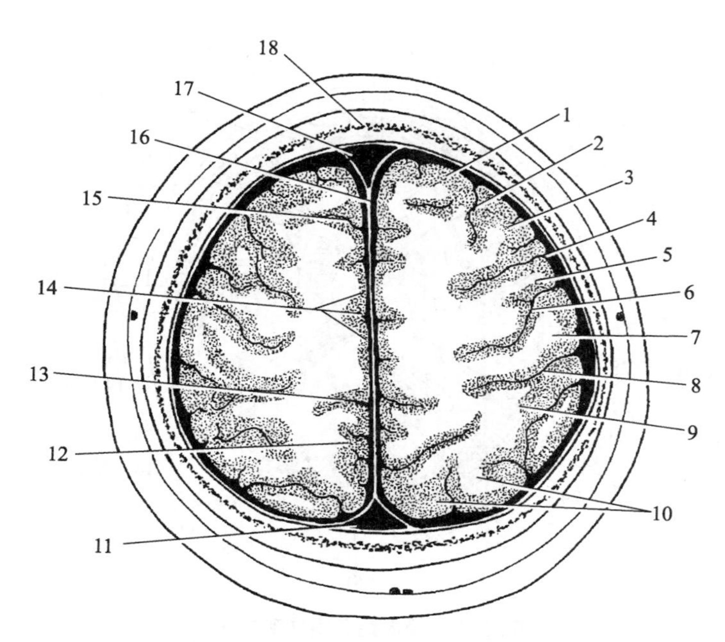

图 26-1　经中央旁小叶中部层面

1. 额上回；2. 额上沟；3. 额中回；4. 中央前沟；5. 中央前回；6. 中央沟；7. 中央后回；8. 中央后沟；9-10. 顶上小叶；11. 上矢状窦后部；12. 楔前叶；13. 扣带沟缘支；14. 中央旁小叶；15. 扣带沟；16. 大脑镰；17. 上矢状窦前部；18. 额骨

回、额中回、额上沟、额上回；中央沟的后方，依次有中央后回和顶上小叶。在半球内侧面，中部是中央旁小叶，其前方为扣带沟及扣带沟前方的额内侧回；扣带沟缘支后方为楔前叶。

2. 经内囊与中间帆腔层面　此为颅脑中部的典型层面，该断层恰经中间帆腔，主要显示中间帆腔、基底核、内囊、外囊、最外囊及侧脑室等（图 26-2）。中间帆腔居两背侧丘脑上部之间，呈尖向前的三角形，应注意与第三脑室相鉴别。它与穹隆、透明隔共同构成两侧基底核区的中线。侧脑室前角的外侧壁出现尾状核头。内囊位于豆状核与尾状核头和背侧丘脑之间，呈向外开放的“<”形。尾状核头与豆状核和背侧丘脑之间为内囊膝，内囊前肢位于尾状核与豆状核之间，内囊后肢位于豆状核和背侧丘脑之间。豆状核壳与岛叶皮质之间的皮质被菲薄的屏状核分为内侧的外囊和外侧的最外囊。大脑的额、顶、颞、枕、岛 5 叶在此层面均显示。外侧沟呈横置的“T”字形，是界定脑叶的重要结构。从前向后，岛盖由额下回、中央前回、中央后回、缘上回和颞上回构成。胼胝体压部后方出现大脑大静脉池与大脑大静脉。大脑半球内侧面结构为：胼胝体膝前方是额内侧回、扣带沟和扣带回；胼胝体压部后方由前向后依次为楔前叶、顶枕沟、楔叶、距状沟和舌回。

3. 经垂体与海绵窦层面　此为颅底部的典型层面，该断层恰经垂体与海绵窦，主要显示鞍区、眶及颅后窝结构（图 26-3）。蝶鞍居断面中央，垂体窝容纳椭圆形的垂体，两侧为海绵窦及穿行其间的颈内动脉和脑神经。蝶鞍前方为筛窦。眶呈喇叭形列于筛骨两侧，其内可见眼球、内直肌、外直肌、视神经和眶脂体。颞骨岩部分开颅中窝与颅后窝。颅中窝内容纳颞叶下部。在颅后窝内、脑桥腹侧面的前方，可见基底动脉行于桥池中，脑桥以粗大的小脑中脚连于小脑。小脑中脚、绒球与颞骨岩部之间为脑桥小脑脚池，内有面神经和前庭蜗神经穿行。第四脑室位于脑桥与小脑之间，呈五角星形。小脑髓质内可见袋状的齿状核。颅骨外

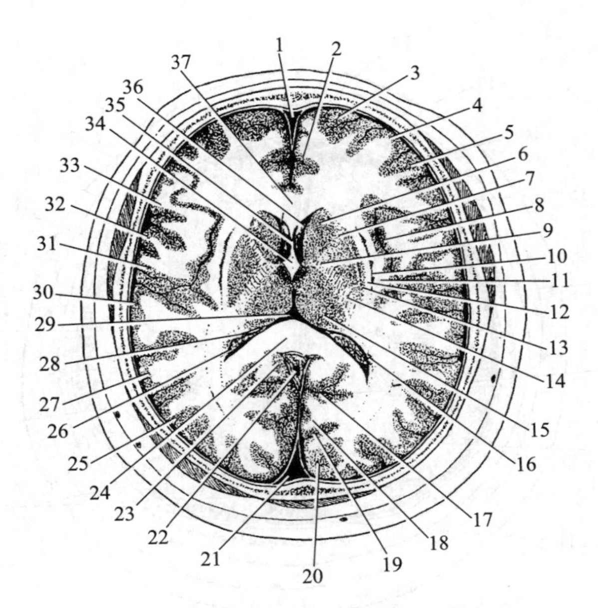

图 26-2　经内囊与中间帆腔层面

1. 上矢状窦；2. 扣带回；3. 额上回；4. 额中回；5. 额下回；6. 尾状核头；7. 内囊前肢；8. 岛叶；9. 内囊膝；10. 屏状核；11. 最外囊；12. 外囊；13. 豆状核壳；14. 内囊后肢；15. 背侧丘脑；16. 尾状核尾；17. 顶枕沟；18. 楔叶；19. 距状沟；20. 舌回；21. 上矢状窦；22. 大脑大静脉；23. 楔前叶；24. 胼胝体压部；25. 颞下回；26. 侧脑室后角；27. 颞中回；28. 穹隆；29. 中间帆腔；30. 颞上回；31. 缘上回；32. 中央后回；33. 中央前回；34. 穹隆；35. 透明隔腔；36. 侧脑室前角；37. 胼胝体膝

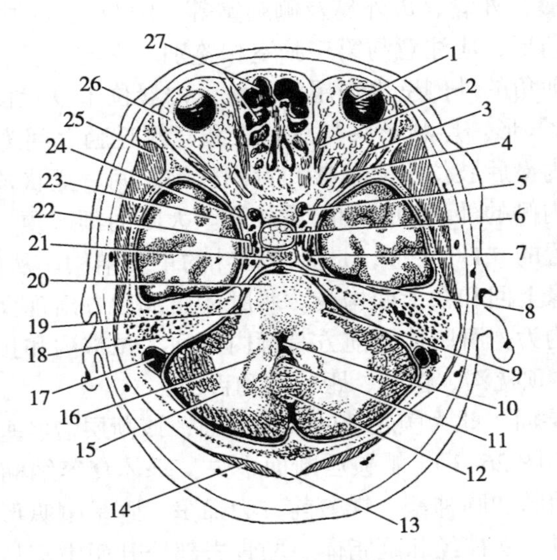

图 26-3　经垂体与海绵窦层面

1. 眼球；2. 内直肌；3. 外直肌；4. 视神经；5. 颈内动脉；6. 垂体；7. 海绵窦；8. 桥池及基底动脉；9. 绒球；10. 第四脑室；11. 小结；12. 蚓锥体；13. 枕外隆凸；14. 头半棘肌；15. 小脑髓质；16. 齿状核；17. 乙状窦；18. 颞骨岩部；19. 小脑中脚；20. 脑桥；21. 鞍背；22. 眼神经；23. 枕颞内侧回；24. 展神经；25. 颞肌；26. 眶脂体；27. 筛窦

面两侧的肌肉为颞肌。

4. 经下鼻甲与寰枢关节层面　此断层经下鼻甲与寰枢关节，主要显示寰枢关节及颌面部结构（图 26–4）。该层面前部可见鼻中隔分隔左、右鼻腔，两侧出现下鼻甲及下鼻道，下鼻道外侧与三角形的上颌窦相邻。鼻腔之后与咽腔相通。咽后间隙向外侧通咽外侧间隙。咽外侧间隙上至颅底下达下颌下腺囊。此断层略呈尖朝前的三角形，其外侧界是翼内肌和腮腺，内侧界为咽侧壁，后界为椎前筋膜；颈内动、静脉，第 9—12 对脑神经和颈交感干等位于此间隙内。寰椎侧块间可见枢椎齿突及寰枢关节腔，脊髓居椎管中央。

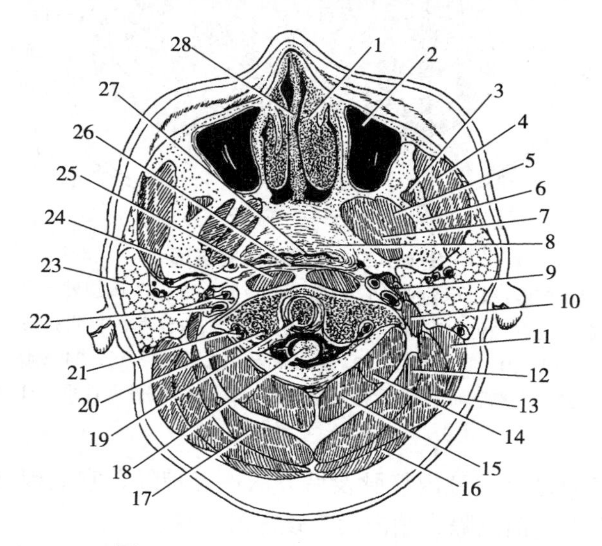

图 26–4　经下鼻甲与寰枢关节层面

1. 下鼻甲与下鼻道；2. 上颌窦；3. 颞肌；4. 咬肌；5. 翼外肌；6. 下颌支；7. 翼内肌；8. 软腭；9. 茎突咽肌与茎突舌肌；10. 二腹肌后腹；11. 胸锁乳突肌；12. 头最长肌；13. 头夹肌；14. 头下斜肌；15. 斜方肌；16. 头后大直肌；17. 头半棘肌；18. 脊髓；19. 枢椎齿突；20. 寰椎；21. 椎动脉与椎静脉；22. 颈内动、静脉及迷走神经；23. 腮腺；24. 咽旁间隙；25. 头长肌及颈长肌；26. 咽后间隙；27. 咽腔鼻部；28. 鼻中隔

二、颈部

（一）颈部概述

颈部断层一般以甲状软骨上缘（第 4 颈椎）为界，其上为上颈段，其下为下颈段。上颈段与面部结构相重叠。这里主要了解下颈段的结构。颈部的主要脏器和血管、神经在配布上有一定的规律性。脊柱颈段位于中轴部位，前方紧贴咽和食管颈段，喉和气管颈段则位于最前方，甲状腺附于喉和气管颈段的前外侧，颈部大血管和神经干纵向排列于两侧，故颈部结构可大致分为 4 个格：前方的内脏格、后方的支持格及两侧的血管神经格，每格均由完整的筋膜层包裹。

（二）颈部主要横断层解剖

1. 经喉中间腔层面　此断层经第 5—6 颈椎间盘和甲状软骨中份，主要显示喉、喉咽、甲状腺和颈动脉鞘等（图 26–5）。断面周围可见有皮肤、浅筋膜、颈阔肌和颈浅静脉等浅层结构。在内脏格内，喉居断面最前部，甲状软骨略呈倒置的“V”字形，其前端为喉结，中央的喉中间腔呈椭圆形，其后外侧可见杓状软骨。喉咽位于喉的后方，呈弧形裂隙状。咽侧壁外侧出现甲状腺上极。封套筋膜包裹胸锁乳突肌和斜方肌，形成其鞘。在血管神经格内，

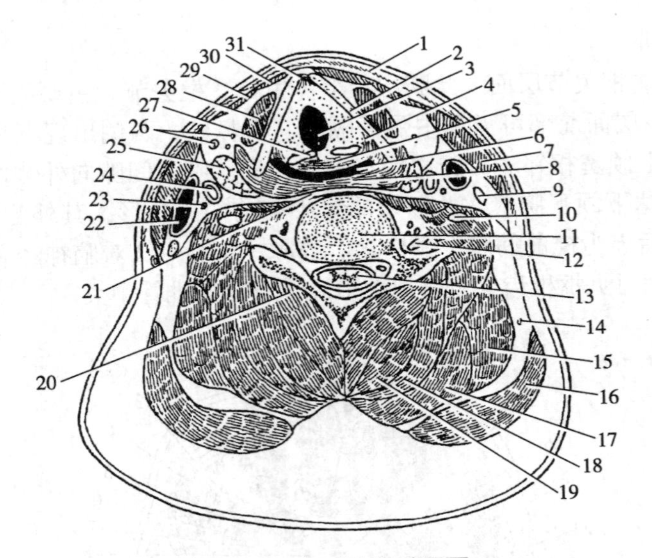

图 26-5　经喉中间腔层面

1. 颈阔肌；2. 甲状软骨；3. 喉中间腔；4. 甲杓肌；5. 杓横肌；6. 喉咽腔；7. 胸锁乳突肌；8. 咽缩肌；9. 颈深淋巴结；10. C_5 神经根；11. C_{5-6} 椎间盘；12. C_6 神经根；13. 脊髓；14. 副神经；15. 肩胛提肌；16. 斜方肌；17. 头夹肌；18. 头半棘肌；19. 颈半棘肌；20. 颈棘肌；21. 咽后间隙；22. 颈内静脉；23. 迷走神经；24. 颈总动脉；25. 甲状腺；26. 甲状腺上动、静脉；27. 杓状软骨；28. 甲状舌骨肌；29. 肩胛舌骨肌上腹；30. 胸骨舌骨肌；31. 甲状会厌韧带

胸锁乳突肌深面可见颈总动脉、颈内静脉及后方的迷走神经，它们被气管前筋膜包裹形成颈动脉鞘，此鞘上至颅底下达前纵隔，鞘内尚有颈深淋巴结。

2. 经甲状腺峡部层面　此断层平第7颈椎，恰经甲状腺峡部，主要显示气管、甲状腺、食管、颈动脉鞘和椎动脉三角等（图 26-6）。内脏格中气管在前、食管位于左后方，气管被

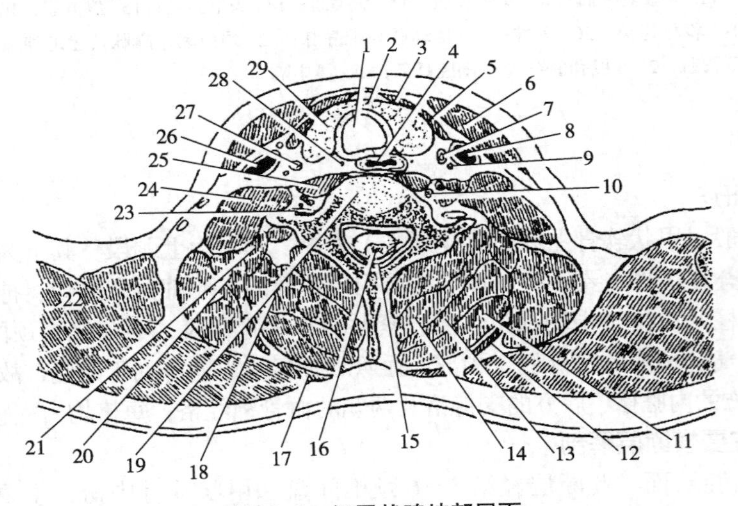

图 26-6　经甲状腺峡部层面

1. 气管；2. 甲状腺峡；3. 胸骨舌骨肌；4. 食管；5. 胸骨甲状肌；6. 胸锁乳突肌；7. 颈总动脉；8. 颈内静脉；9. 迷走神经；10. 椎动、静脉；11. 夹肌；12. 上后锯肌；13. 头半棘肌；14. 颈半棘肌；15. 硬脊膜；16. 脊髓；17. 下后锯肌；18. 最长肌；19. C_{6-7} 椎间盘；20. 肩胛提肌；21. 髂肋肌；22. 斜方肌；23. C_7 神经；24. 前斜角肌；25. 颈长肌；26. 颈内静脉；27. 颈总动脉；28. 喉返神经；29. 甲状腺侧叶

甲状腺峡部及其所连接的两侧叶从前外侧包绕。甲状腺侧叶前贴舌骨下肌群，后邻喉返神经，后外侧有颈动脉鞘。第7颈椎前方的颈长肌与其外侧的前斜角肌之间的间隙为椎动脉三角上部，内含椎动脉、椎静脉和颈交感干。

三、胸部

（一）胸部概述

胸部结构与颈、腹部结构重叠，故在横断层解剖中通常以第1胸椎平面为胸部的上界，下界为心尖消失平面。

胸骨角平面是胸部的重要平面，其标志性意义主要有：①是上、下纵隔的分界平面；②后方平对第4胸椎下缘；③平对主动脉弓的起端和止端；④出现气管杈；⑤奇静脉弓在此平面内向前汇入上腔静脉；⑥左主支气管于此平面与食管交叉（食管形成第二个生理狭窄）；⑦是胸导管由右转向左行的平面；⑧两侧与第2肋软骨相接，为计数肋的标志性平面。

（二）胸部主要横断层解剖

1. 经头臂静脉汇合处层面　此断层恰经左、右头臂静脉汇合处，约平第3胸椎，主要显示肺及上纵隔结构（图26–7）。两肺居胸腔两侧部，为左、右肺上叶。上纵隔位于两肺上叶之间，胸腺后方可见左、右头臂静脉在中线右侧汇合，将形成上腔静脉。主动脉弓三大分支因接近起始处，较偏左，气管断面多呈马蹄形，亦可为三角形、卵圆形和梨形。其右壁紧贴右侧纵隔胸膜。气管前、后间隙分居气管前、后方。食管呈扁椭圆形（活体时其腔内多可见气体），食管壁周围有薄层脂肪与周围结构相隔。胸导管位于食管与左锁骨下动脉之间。胸壁由第1—3肋的断面及肋间肌构成。外侧有前锯肌构成腋窝内侧壁。腋窝内有腋动脉、腋静脉及臂丛神经和腋窝淋巴结群。腋窝前外侧为肱骨及三角肌、胸大肌、肱三头肌，腋窝后部为肩胛下肌、肩胛骨及冈下肌。

2. 经气管杈层面　此断层前经胸骨角，后平第4—5胸椎间盘，为上、下纵隔的分界线，

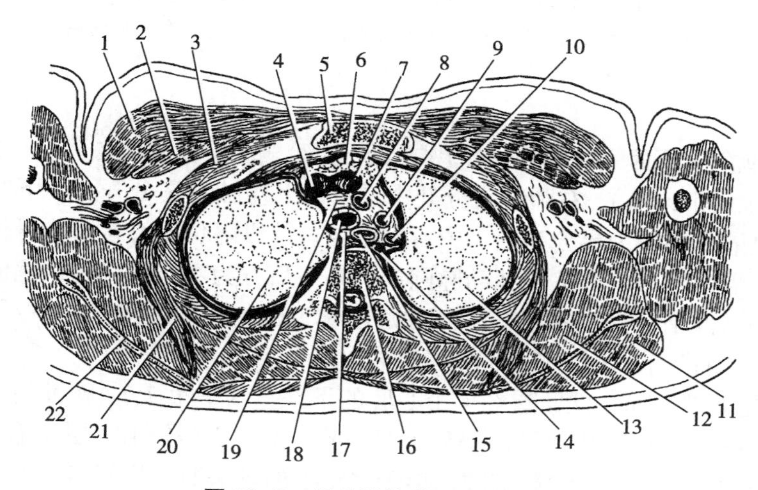

图26–7　经头臂静脉汇合处层面

1. 胸大肌；2. 胸小肌；3. 肋间肌；4. 右头臂静脉；5. 胸骨柄；6. 胸骨后间隙及胸腺；7. 左头臂静脉；8. 头臂干；9. 左颈总动脉；10. 左锁骨下动脉；11. 冈下肌；12. 肩胛下肌；13. 左肺上叶；14. 胸导管；15. 食管；16. 第3胸椎体；17. 气管后间隙；18. 气管；19. 气管前间隙；20. 右肺上叶；21. 前锯肌；22. 肩胛骨

是认识胸部结构变化的重要层面，主要显示肺及下纵隔结构（图 26–8）。胸腺居胸骨后方，略呈三角形，属前纵隔器官。胸腺的形态、位置、大小、毗邻有明显的年龄及个体差异，成人多呈上尖下宽的锥体形或窄长形，多为不对称的两叶，通常左叶大于右叶，40 岁以后多呈萎缩改变，CT、MRI 显示为线状、长椭圆形或圆形影像。胸腺后方有出入心底的大血管，自右向左依次是上腔静脉、升主动脉和肺动脉干上端，其前方为血管前间隙。升主动脉后方依次可见气管和食管。气管前、后间隙分别居气管杈前、后方。在气管杈右侧，可见奇静脉弓跨越右肺根上方，向前注入上腔静脉。在肺动脉干后方，主动脉弓后端已移行为胸主动脉，升主动脉与胸主动脉间为主 – 肺动脉窗，内有动脉韧带、左喉返神经和淋巴结等结构。

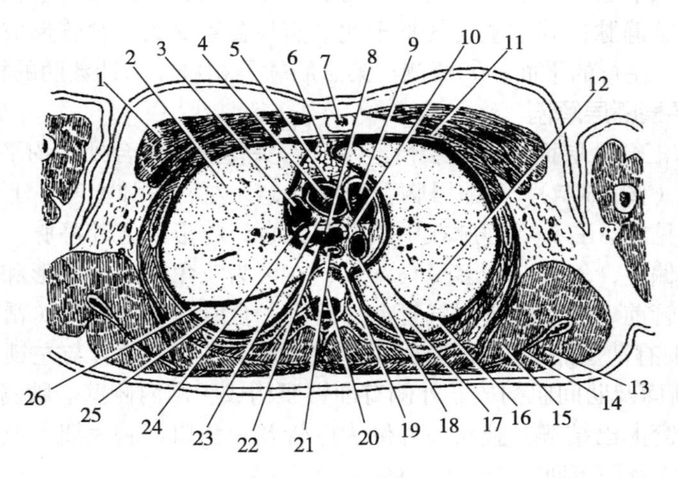

图 26–8　经气管杈层面

1. 胸大肌；2. 右肺上叶；3. 上腔静脉；4. 升主动脉；5. 血管前间隙；6. 胸骨后间隙及胸腺；7. 胸骨角；8. 气管；9. 肺动脉干；10. 主 – 肺动脉窗；11. 第 2 肋；12. 左肺上叶；13. 冈下肌；14. 肩胛骨；15. 肩胛下肌；16. 左肺斜裂；17. 左肺下叶；18. 胸主动脉；19. 胸导管；20. 第 4—5 胸椎间盘；21. 食管；22. 气管后间隙；23. 气管前间隙；24. 奇静脉弓；25. 右肺下叶；26. 右肺斜裂

3. 经右上肺静脉层面　此断层经右上肺静脉层面，约平第 6 胸椎下缘，主要显示肺及下纵隔上部的结构（图 26–9）。右肺斜裂分开中、下叶，左肺斜裂分开上、下叶。两肺上叶的前段消失。下纵隔以心包为界分为前、中、后纵隔。前纵隔位于心包与胸骨体之间。心包内为中纵隔。中纵隔前部为右心室及肺动脉圆锥，其右后方为右心房。中纵隔的中央部位是主动脉窦。中纵隔后部是呈横位的左心房，两侧有左、右上肺静脉汇入。后纵隔内食管、奇静脉和胸主动脉呈“品”字形列于胸椎前方。

4. 经心四腔下部层面　此断层经 4 个心腔的下部，约平第 7—8 胸椎间盘，主要显示肺和纵隔内结构（图 26–10）。中纵隔内仍显示四心腔，但左心房较上一层面缩小。左心房向左前方借左房室口通左心室，二尖瓣借腱索连于室壁上的乳头肌。房间隔与室间隔自右后方向左前方，隔开左、右侧心腔。右心房居右半心后部，经右房室口通前方的右心室。右室前壁与右房侧壁交界处有冠状沟右侧部，内含右冠状动脉和脂肪；左房、室交界处有冠状沟左后部，内含左冠状动脉。后纵隔内，心包后壁与胸椎椎体之间，内有食管。食管的右后方为奇

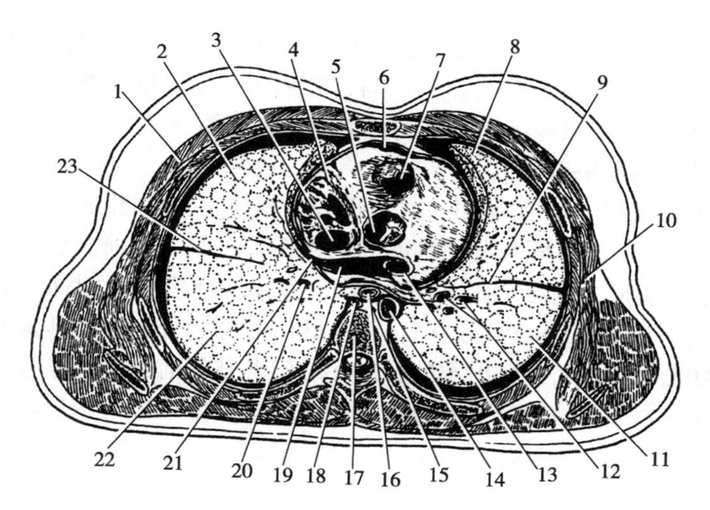

图 26-9　经右上肺静脉层面

1. 胸大肌；2. 右肺中叶；3. 上腔静脉；4. 右心耳；5. 主动脉口及瓣；6. 心包腔；7. 肺动脉圆锥；8. 左肺上叶；9. 左肺斜裂；10. 前锯肌；11. 左肺下叶；12. 左肺下叶支气管；13. 左肺静脉；14. 胸主动脉；15. 胸导管；16. 食管；17. 第6胸椎体；18. 奇静脉；19. 左心房；20. 右肺下叶支气管；21. 右上肺静脉；22. 右肺下叶；23. 右肺斜裂

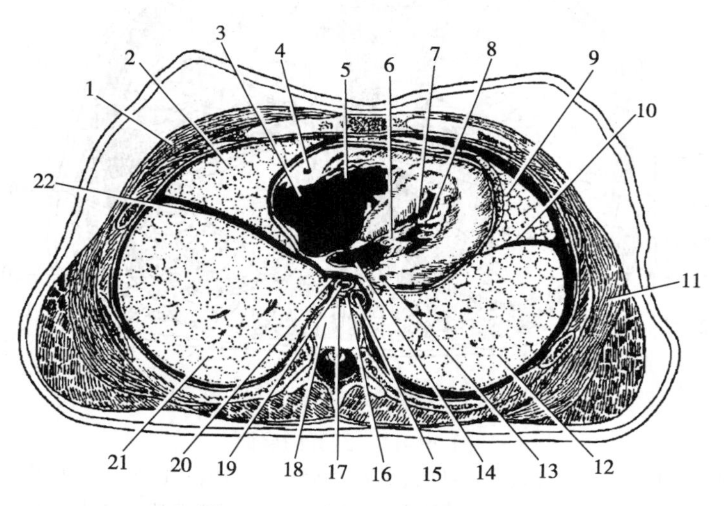

图 26-10　经心四腔下部层面

1. 胸大肌；2. 右肺中叶；3. 右心房；4. 右冠状动脉；5. 右心室；6. 左房室口及二尖瓣；7. 左心室；8. 前乳头肌；9. 左肺上叶；10. 左肺斜裂；11. 前锯肌；12. 左肺下叶；13. 左冠状动脉；14. 左心房；15. 胸主动脉；16. 胸导管；17. 奇静脉；18. 第7—8胸椎间盘；19. 食管；20. 心包斜窦；21. 右肺下叶；22. 右肺斜裂

静脉，左后方为胸主动脉，胸主动脉与奇静脉之间有胸导管。两肺斜裂前移，自肺门伸向前外侧，略呈倒“八”字形伸入肺内，右肺斜裂分开中、下叶。

四、腹部

（一）腹部概述

腹壁上以剑胸结合、肋弓、第11肋前端、第12肋下缘至第12胸椎棘突的连线与胸壁分界，下以耻骨联合上缘、耻骨结节、腹股沟、髂嵴至第5腰椎棘突的连线与盆壁分界。腹腔上方借膈与胸腔结构分开，下方经骨盆上口与盆腔相通。在连续横断层影像解剖中，通常以经膈穹平面为腹部的上界，以经第5腰椎间盘平面为腹部的下界。

（二）腹部主要横断层解剖

1. 经肝门层面　此断层约平胸10—11椎间盘，恰经肝门（图26–11）。整个断面大致分为左、右两个区域，右侧区由肝及肝周围的间隙占据，左侧区从前向后有横结肠、空肠、胃及脾。肝的断面近似楔形，内有“H”字形的沟。左纵沟前份的肝圆韧带裂内有脂肪。右纵沟前份为胆囊窝，内有胆囊。横沟即肝门，内有肝门静脉、肝固有动脉及肝总管。肝门静脉及其右支是此层面的特征，是肝门出现的标志。肝门静脉的前方有肝总管，左前方是肝固有动脉。肝门静脉后方为下腔静脉。下腔静脉左侧，胸椎椎体前方有胸主动脉。脾居腹腔的左后部，因脾切迹被分隔成3个脾块。

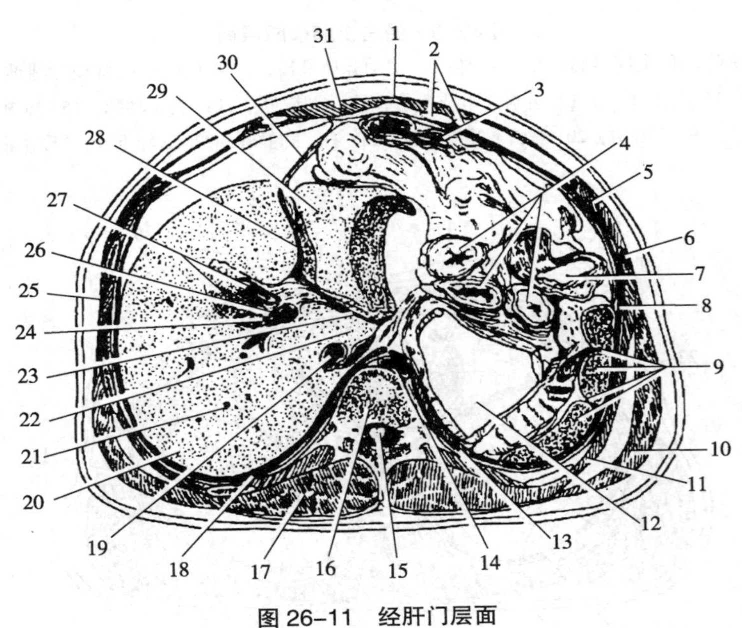

图26–11　经肝门层面

1. 腹白线；2. 肋软骨；3. 横结肠；4. 空肠；5. 肋间肌；6. 肋骨；7. 结肠左曲；8. 膈；9. 脾及脾切迹；10 左背阔肌；11. 肋间肌；12. 胃；13. 膈；14. 胸主动脉；15. 胸髓；16. 胸椎体；17. 右竖脊肌；18. 膈；19. 下腔静脉；20. 肝右叶；21. 肝右静脉支；22. 肝尾状叶；23. 静脉韧带裂；24. 肝门静脉及其右支；25. 右腹外斜肌；26. 肝总管；27. 胆囊壁；28. 肝圆韧带裂；29. 肝左叶；30. 肝镰状韧带；31. 右腹直肌

2. 经肾门中部层面　此断层约平第1腰椎下份，恰经肾门中部（图26–12）。脾消失，肝已接近下端，其断面更小。小肠及横结肠居断面的前部区域。胰头居断面中央，胆总管穿胰头逐渐移向十二指肠。十二指肠右侧为升结肠，十二指肠后方为下腔静脉。在下腔静脉左侧、胰的后方为腹主动脉。在第1腰椎椎体两侧为左、右两肾。肾的前内缘凹陷区为肾门，可见肾动脉、肾静脉、肾盂。左肾静脉越过主动脉前方，向右注入下腔静脉。肾表面可见3层被膜，由外向内为肾筋膜、肾脂肪囊和肾纤维膜。

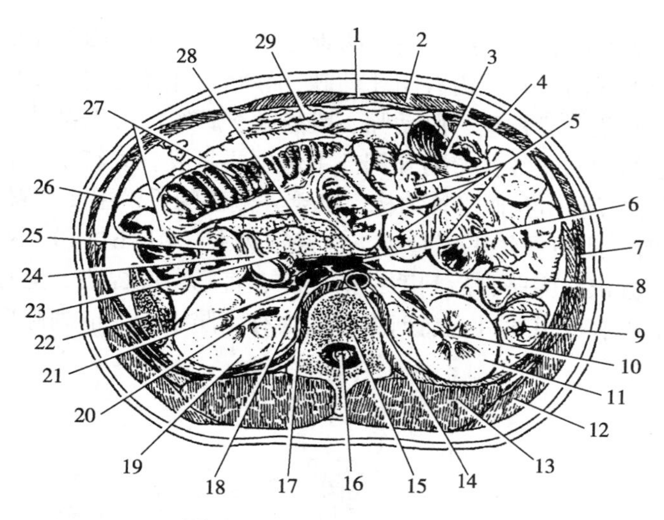

图 26-12　经肾门中部层面

1. 腹白线；2. 右腹直肌；3. 横结肠；4. 左腹内斜肌及腹横肌；5. 空肠；6. 脾静脉；7. 左腹外斜肌；8. 左肾静脉；9. 降结肠；10. 左肾盂；11. 左肾；12. 左背阔肌；13. 左竖脊肌；14. 腹主动脉；15. 腰椎体；16. 腰髓；17. 右膈脚；18. 下腔静脉；19. 右肾；20. 右肾盂；21. 右肾静脉；22. 肝右叶；23. 胆总管；24. 十二指肠降部；25. 升结肠；26. 肋软骨；27. 回肠；28. 胰头；29. 大网膜

五、盆部

（一）男性盆部主要横断层解剖

1. 经精囊层面　此断层约平尾骨上部及耻骨联合上缘，恰经精囊（图 26-13）。盆腔位于断面的中央，呈前后较长的椭圆形。盆腔内由前向后依次为膀胱、精囊、输精管壶腹及直肠。直肠两侧呈倒“八”字形的为肛提肌，其后为尾骨。断面两外侧区，髋骨呈纵置的“M”

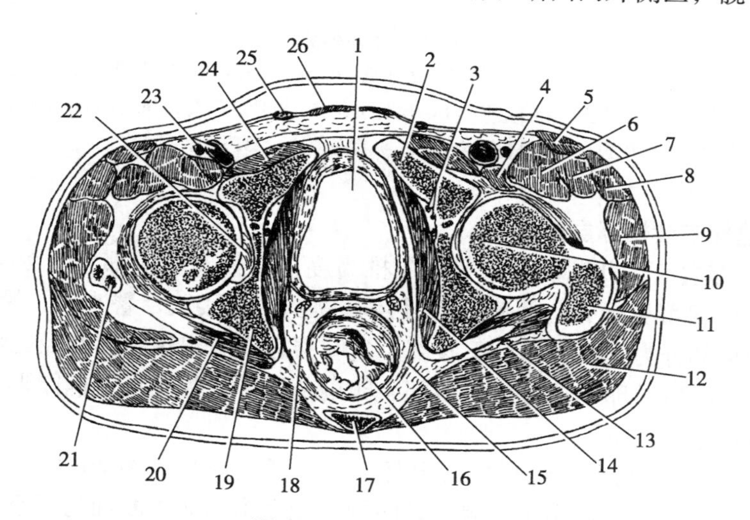

图 26-13　经精囊层面

1. 膀胱；2. 耻骨下支；3. 闭孔血管及神经；4. 闭孔外肌；5. 缝匠肌；6. 髂腰肌；7. 股直肌；8. 阔筋膜张肌；9. 臀中肌；10. 股骨头；11. 股骨大转子；12. 臀大肌；13. 坐骨神经；14. 闭孔内肌；15. 肛提肌；16. 直肠；17. 尾骨；18. 精囊腺；19. 坐骨体；20. 梨状肌；21. 股骨大转子；22. 股骨头韧带；23. 股动、静脉；24. 耻骨肌；25. 精索；26. 锥状肌字形，其外侧面凹陷为髋臼，内有股骨头，两骨之间的关节间隙内可见股骨头韧带。髋骨内面与闭孔内肌的前份形成闭膜管，内有闭孔动脉、静脉、神经通过。断面周围为盆壁。盆壁的外侧部前份可见缝匠肌、股神经、股动脉、股静脉、腹股沟淋巴结及精索。精索位于股静脉内侧、腹股沟淋巴结的前方。盆壁的外侧部中份主要是股骨大转子、股骨颈、股骨头、髋臼、闭孔内肌、闭孔神经和闭孔血管等结构。盆壁外侧部的后份主要为臀大肌。

2. 经前列腺层面　此断层约平尾骨尖，恰经前列腺（图 26–14）。两侧耻骨借耻骨间盘构成耻骨联合，其后方依次为耻骨后间隙、前列腺、直肠、肛提肌、坐骨肛门窝。前列腺呈卵圆形，前列腺的中央有尿道通过。前列腺周围含有脂肪组织，前列腺后方为直肠，直肠被肛提肌呈“U”字形围绕。

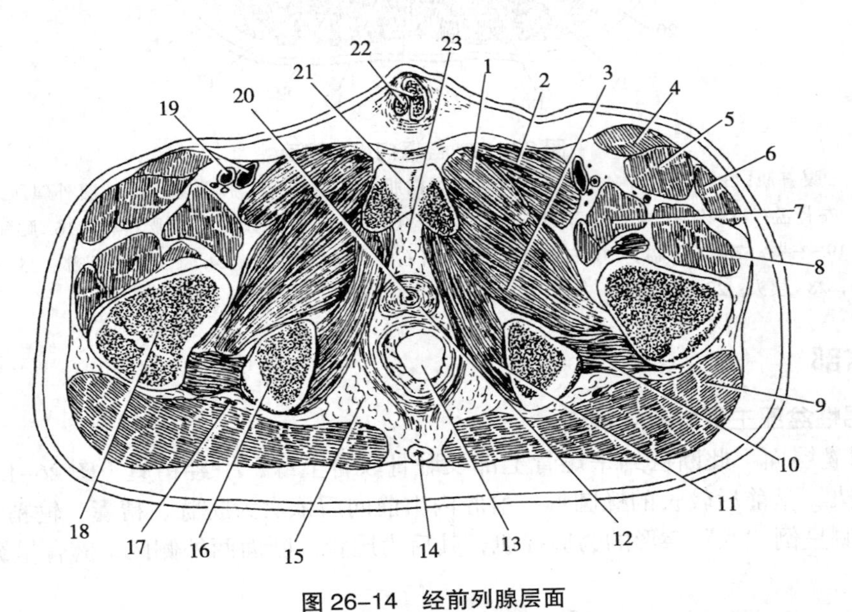

图 26–14　经前列腺层面

1. 短收肌；2. 耻骨肌；3. 闭孔外肌；4. 缝匠肌；5. 股直肌；6. 阔筋膜张肌；7. 髂腰肌；8. 股外侧肌；9. 臀大肌；10. 股方肌；11. 闭孔内肌；12. 前列腺；13. 直肠；14. 尾骨尖；15. 坐骨肛门窝；16. 坐骨结节；17. 坐骨神经；18. 股骨大转子；19. 股动、静脉；20. 尿道；21. 耻骨联合；22. 阴茎海绵体；23. 耻骨后间隙

（二）女性盆部主要横断层解剖

1. 经卵巢中部层面　此断层约平第 3 骶椎高度，恰经卵巢中部（图 26–15）。该层面前部可见腹直肌，后部可见骶骨。两侧为髂骨及其周围的髂腰肌、臀小肌、臀中肌、臀大肌、梨状肌。盆腔中央部分为盆腔脏器，下腹部及盆腔器官同时出现，回肠及乙状结肠居盆腔前部，直肠、输尿管盆段及卵巢位于盆腔后部。卵巢断面形态为圆形或椭圆形，其大小与位置可随年龄和功能状态不同而异。

2. 经子宫峡层面　此断层约平尾骨上部，恰经子宫峡部（图 26–16）。盆腔呈倒锥形，前部由膀胱占据，膀胱的后方是子宫峡，其两侧区域众多的血管断面为子宫阴道丛。子宫的左后方为直肠。右输尿管已移向膀胱。断面两侧区域是髋关节及其周围肌。髋关节由髋臼及股骨头组成，髋臼呈半环形，前份是耻骨，后份是坐骨，内纳股骨头。坐骨与骶结节韧带和骶骨之间是梨状肌下孔，坐骨神经、臀下血管及神经、阴部内血管及阴部神经穿此孔出盆腔。

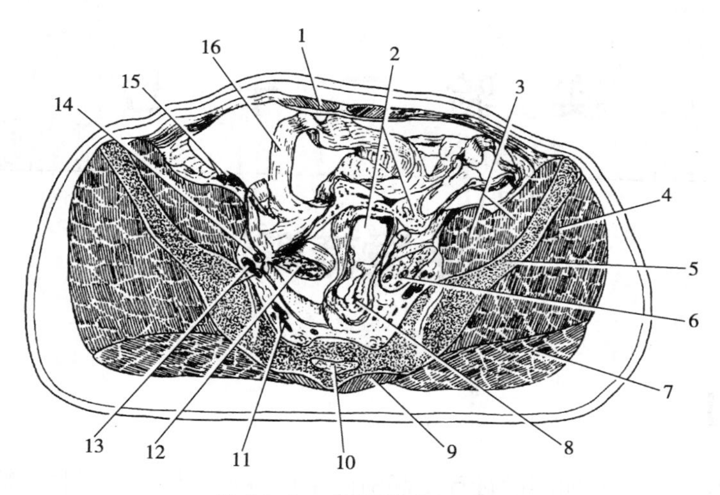

图 26-15　经卵巢中部层面

1. 腹直肌；2. 乙状结肠；3. 髂腰肌；4. 臀中肌；5. 髂骨翼；6. 卵巢；7. 臀大肌；8. 直肠；9. 竖脊肌；10. 骶管；11. 盆腔静脉丛；12. 卵巢；13. 髂内动、静脉；14. 输尿管；15. 髂外动、静脉；16. 回肠

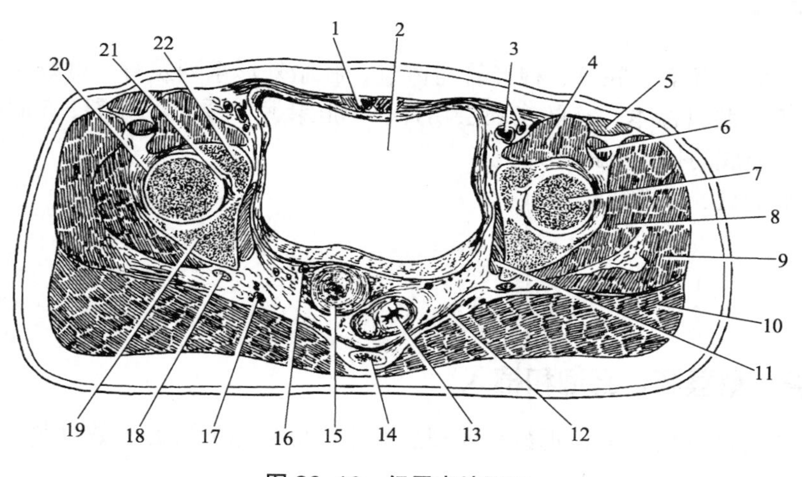

图 26-16　经子宫峡层面

1. 锥状肌；2. 膀胱；3. 股动、静脉；4. 髂腰肌；5. 缝匠肌；6. 股直肌；7. 股骨头；8. 臀小肌；9. 臀中肌；10. 臀大肌；11. 闭孔内肌；12. 尾骨肌；13. 直肠；14. 尾骨；15. 子宫颈；16. 输尿管；17. 臀下血管及神经；18. 坐骨神经；19. 坐骨体；20. 关节囊；21. 股骨头韧带；22. 耻骨体

思考题

1. 经垂体的横断层具有哪些断层影像解剖学特点？
2. 经喉中间腔的横断层具有哪些断层影像解剖学特点？
3. 经胸骨角的横断层具有哪些断层影像解剖学特点？
4. 经肝门的横断层具有哪些断层影像解剖学特点？
5. 经前列腺的横断层具有哪些断层影像解剖学特点？
6. 经卵巢中部的横断层具有哪些断层影像解剖学特点？

实验二十七

胚胎发育概论

【目的和内容】

观察标本与模型，了解卵裂的过程、胚泡的结构特点、植入的过程、蜕膜的分部、三胚层的形成及早期分化、胎儿与胎盘的关系、胚体的形成。

【材料和用具】

卵裂、桑葚胚、胚泡、胚盘、神经管与体节、胚胎外形系列发育、妊娠子宫剖面、人胚发生过程的模型。胎盘标本、鸡胚三胚层切片、鸡胚装片。受精、卵裂、5 周龄人胚、三胚层分化和神经管形成的扫描电镜照片。

解剖器、解剖盘、显微镜。

【操作】

一、卵裂、桑葚胚、胚泡和植入

在卵裂及桑葚胚的模型上，观察在卵裂过程中，卵裂球的形态、数量及大小的变化，以及桑葚胚的形成。

在胚泡剖面模型上，观察胚泡的滋养层、胚泡腔、内细胞群、极端滋养层的位置。

在植入过程的模型上，观察植入过程中滋养层和内细胞群的变化。

二、三胚层的形成及分化

（一）上、下胚层的形成

在胚胎第 2 周的发育模型上观察。

1. 上、下胚层　内细胞群的细胞增殖分化，形成圆盘状的二胚层胚盘。邻近滋养层的一层柱状细胞为上胚层，靠近胚泡腔侧的一层立方细胞为下胚层。

2. 羊膜腔、卵黄囊　在上胚层与滋养层之间出现一个腔称羊膜腔。在下胚层腹侧出现一个囊称卵黄囊。

3. 胚外中胚层和胚外体腔　胚外中胚层分两部分：一部分衬在滋养层的内表面，另一部分覆盖在羊膜和卵黄囊的外表面，两者相连处为体蒂。胚外体腔即胚外中胚层所围成的腔。

4. 绒毛膜 绒毛膜由滋养层和胚外中胚层形成。外表面的突起为绒毛。

（二）中胚层的形成

在胚盘模型上观察。在胚盘背面，正中线上的条状结构即原条。原条所在的一端，是胚盘的尾端。原条的中部凹陷，两侧稍隆起。原条头端的膨大是原结。原条细胞迁移，在内、外胚层之间形成的细胞层即中胚层。在内、外胚层之间，自原结沿正中线向前延伸至胚盘头端的索状结构是脊索。

（三）三胚层的早期分化

1. 神经管与体节的形成 观察胚胎第 3 周的发育模型。在胚盘背面，外胚层的中央有一自头端至尾端的沟，为神经沟。神经沟两侧的隆起是神经褶。在神经管及体节的形成模型上观察，神经褶已闭合形成神经管，神经管两侧的分节状隆起是体节。

2. 内胚层的早期分化 在胚胎第 4 周末的发育模型上观察，卵黄囊的顶已包入胚体内，形成原肠，其余部分已缩窄变细。

3. 中胚层的早期分化 观察胚胎第 4 周末的横切面模型，在神经管及脊索的两侧有体节。体节的腹侧是间介中胚层。间介中胚层的腹外侧是侧中胚层。侧中胚层内的小腔是胚内体腔。

三、蜕膜、胎膜和胎盘

（一）蜕膜

在妊娠子宫剖面模型上观察子宫内膜与胚胎的关系。

1. 基蜕膜 基蜕膜位于胚的深面。

2. 包蜕膜 包蜕膜覆盖在胚的宫腔侧。

3. 壁蜕膜 壁蜕膜是子宫其余部分的蜕膜。

（二）胎膜

胎膜包括绒毛膜、卵黄囊、羊膜、尿囊和脐带。在妊娠 3 个月的子宫剖面模型上，主要观察绒毛膜、羊膜和脐带等结构。

1. 绒毛膜 绒毛膜与基蜕膜和包蜕膜相邻接。绒毛膜上的树枝状突起即绒毛，与基蜕膜相邻的绒毛膜是丛密绒毛膜，与包蜕膜相邻的绒毛膜是平滑绒毛膜。

2. 羊膜 羊膜位于胚外中胚层的内面，并包于脐带的表面，羊膜所围成的腔是羊膜腔。

3. 脐带 脐带为一圆柱状结构，连接胎儿与胎盘，脐带内有 1 对脐动脉、1 条脐静脉。观察时，注意脐带的长度及粗细。

（三）胎盘

胎盘由胎儿的丛密绒毛膜与母体子宫的基蜕膜构成。

观察胎盘标本，注意胎盘的形状、直径和厚度。胎盘的胎儿面覆盖有羊膜，表面光滑，中央部与脐带相连。透过羊膜，可见以脐带附着部为中心，呈放射状分布的血管。胎盘的母体面粗糙，有 15 ~ 20 个胎盘小叶。

在脐带的横断面上，辨别脐动脉和脐静脉。

四、胚的显微结构

鸡胚胚层横切片

（一）鸡胚胚层横切片（胭脂红染色）的观察

显微镜下观察三胚层早期分化。低倍镜下可见上表面有 1 层表面外胚层，下表面有1层内胚层。表面外胚层和内胚层之间可见位于中央背侧的神经管和腹侧的脊索。在神经管的两侧，可见中胚层已分化为轴旁中胚层、间介中胚层和侧中胚层3部分。侧中胚层已有许多小的腔隙，为未来胚内体腔的基础。

鸡胚整体装片

（二）鸡胚整体装片（胭脂红染色）的观察

观察背面结构。低倍镜下可见神经管及两侧成对的体节。

8细胞期卵裂球

五、示范观察

（一）电镜结构观察

1. 受精的扫描电镜照片　可以看到精子在卵子外表面附着和入卵。
2. 8细胞期胚胎扫描电镜照片　可以看到8细胞期卵裂球发生了致密化。
3. 5周龄人胚扫描电镜照片　可以看到腮弓、体节、肢芽等结构。
4. 三胚层早期分化扫描电镜照片　可见神经管、脊索，中胚层已分化为3部分，即轴旁中胚层、间介中胚层和侧中胚层。

三胚层的早期分化超微结构

5. 神经管形成扫描电镜照片　可见神经管形成过程。

（二）胚胎早期发育的观察

观察胚胎早期发育的模型，了解排卵、受精、卵裂、桑葚胚、胚泡、植入、胚层的形成与分化、胚体形成等过程。

思考题

1. 简述受精、卵裂、桑葚胚、胚泡、植入等事件的发生时间、部位和过程。
2. 三胚层是怎样形成的？早期分化如何？
3. 盘状胚体形成柱状胚体，主要发生了哪些变化？

附　录

实验技术操作技巧拓展学习 ………………

附录一　观察显微玻片标本的注意事项
附录二　显微摄影术
附录三　尸体的收集、消毒、防腐、固定和保存
附录四　解剖操作的基本方法
附录五　骨骼标本的收集、处理和保存
附录六　浸制解剖标本的涂色
附录七　血管灌注标本的制作
附录八　透明标本的制作
附录九　干燥标本的制作
附录十　铸型标本的制作
附录十一　生物塑化技术
附录十二　脑和脊髓厚片染色标本的制作
附录十三　内耳标本的制作
附录十四　断层解剖学研究方法
附录十五　数字减影血管造影术
附录十六　人体组织学与解剖学的绘图方法
附录十七　人体组织学与解剖学的数字绘图

参考文献 ………………………………………

实验教学课件 ………………………………

01